essentials

Essentials liefern aktuelles Wissen in konzentrierter Form. Die Essenz dessen, worauf es als „State-of-the-Art" in der gegenwärtigen Fachdiskussion oder in der Praxis ankommt. Essentials informieren schnell, unkompliziert und verständlich.

- als Einführung in ein aktuelles Thema aus Ihrem Fachgebiet
- als Einstieg in ein für Sie noch unbekanntes Themenfeld
- als Einblick, um zum Thema mitreden zu können.

Die Bücher in elektronischer und gedruckter Form bringen das Expertenwissen von Springer-Fachautoren kompakt zur Darstellung. Sie sind besonders für die Nutzung als eBook auf Tablet-PCs, eBook-Readern und Smartphones geeignet.

Essentials: Wissensbausteine aus Wirtschaft und Gesellschaft, Medizin, Psychologie und Gesundheitsberufen, Technik und Naturwissenschaften. Von renommierten Autoren der Verlagsmarken Springer Gabler, Springer VS, Springer Medizin, Springer Spektrum, Springer Vieweg und Springer Psychologie.

Holger Sauer

Der angstfreie Operationssaal

Für Ärzte, Pflegepersonal und
Planer von Operationssälen und
Eingriffsräumen

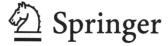 Springer

Holger Sauer
Klinikum Westfalen
Dortmund
Deutschland

ISSN 2197-6708   ISSN 2197-6716 (electronic)
ISBN 978-3-662-45183-0   ISBN 978-3-662-45184-7 (eBook)
DOI 10.1007/978-3-662-45184-7
Springer Heidelberg Dordrecht London New York

Die Deutsche Nationalbibliothek verzeichnet diese Publikation in der Deutschen Nationalbiblio-
grafie; detaillierte bibliografische Daten sind im Internet über http://dnb.d-nb.de abrufbar.

Gedruckt auf säurefreiem Papier

Springer ist Teil der Fachverlagsgruppe Springer Science+Business Media (www.springer.com)

Was Sie in diesem Essential finden können

- Eine Beschreibung der Ursachen und Auswirkungen von Angst und Stress in medizinischen Behandlungssituationen
- Eine Darstellung unterschiedlicher Messmethoden für Angst und Stress und ihrer Vor- und Nachteile
- Eine Übersicht über die Möglichkeiten eines Anti-Stress-Programms für den Operationsbereich einschließlich exemplarischer Detaildarstellungen
- Weitere Anwendungsgebiete der gefundenen Lösungsansätze
- Eine Diskussion der wirtschaftlichen Aspekte

Vorwort

Ein angstfreier Operationssaal? Kann es so etwas überhaupt geben? Und selbst wenn ja, wofür brauchen wir so etwas? Vor meinem geistigen Auge sehe ich so manchen Leser dieser Zeilen verwundert die Augenbrauen hochziehen: Geht es hier schon wieder um eine vorübergehende Modeerscheinung, die am Ende mehr kostet als sie einbringt? Hat nicht das ständig unter Kostendruck stehende Medizinwesen mehr als genug zu tun, um die Prozesse zu rationalisieren und so den größtmöglichen Patientendurchsatz für die teuren Geräte und Räumlichkeiten zu erzielen? Wenn dann ein Patient einmal Angst hat, muss er da eben durch – was sollte ihm das denn schaden? Und im Übrigen verfügen wir ja über sehr effektive Beruhigungsmittel...

Zugegeben, vor noch nicht allzu langer Zeit gehörte auch ich zu denen, die so dachten, bis die moderne Forschung die Bedeutung der psychischen Seite medizinischer Prozesse immer mehr ans Licht brachte und gleichzeitig klar wurde, dass hier tatsächlich ein Nachholbedarf an praktischer Forschung und Entwicklung besteht. Fakt ist jedenfalls, dass Vieles von dem, was die moderne – insbesondere interventionelle – Medizin an „Segnungen" bereithält, für eine Reihe von Patienten ausgerechnet mit zwei Begriffen verknüpft ist, die so ganz und gar nicht mit „Wohlbefinden" assoziiert sind: Angst und Stress. Und dies bleibt nicht folgenlos.

Nun, sind wir nicht schon seit der Antike gerade dem *Wohlbefinden* unserer Patienten als oberster Handlungsmaxime verpflichtet: „Salus aegroti suprema lex"? Wie sieht es heute damit aus? Die Frage erscheint berechtigt, ob mit der fortschreitenden funktional-technischen Perfektionierung auch das spezifisch Menschliche des Medizinprozesses Schritt halten kann, nämlich die Berücksichtigung der psychologischen Aspekte – und dies ist nicht nur eine Frage der Ethik, wie wir sehen werden.

Dies war der Anlass dafür, dass wir am Klinikum Westfalen vor einigen Jahren die Konzeption und Realisierung einer innovativen Forschungs- und Arbeitsplattform in Angriff genommen haben, die sich den Ausgleich der bestehenden Defizite mit modernen technischen Mitteln auf ihre Fahne geschrieben hat. Als organisatorischer Rahmen wurde hierfür das „Institut für medizinische Psychophysik" gegründet. Der Operationssaal, gleichermaßen Herzstück von Erfolgsgeschichten wie Inbegriff von Stress- und Angsterleben der Patienten (und auch – nicht zu vergessen: der Mitarbeiter), bot sich als Startpunkt unmittelbar an.

Inzwischen hat sich gezeigt, dass die hier gefundenen Möglichkeiten auch in anderen stresssensiblen Bereichen Nutzen bringen. Trotzdem wird der Projekttitel „Angstfreier Operationssaal" als historisch gewachsen beibehalten.

Dass das Projekt inzwischen einen solch unerwarteten Aufschwung genommen hat, verdankt es nicht zuletzt einem wachsenden internationalen Netzwerk von Entwicklungs- und Forschungspartnern aus Gesundheitswesen und Industrie. Unentbehrlich bei allem war – und ist – natürlich die verständnisvolle Förderung des Projektes durch eine vorausschauende Geschäftsführung, was an dieser Stelle ausdrücklich gewürdigt werden soll.

Dieses Essential macht es sich zur Aufgabe, die vielfältigen Aspekte der Thematik mit ihren Grundlagen und Möglichkeiten, ihren erreichten und auch noch für die Zukunft gesteckten Zielen in aller Kürze zusammenfassend vorzustellen, nicht zuletzt in dem Bestreben, hiermit eine breitere Diskussionsplattform zu schaffen. Und wenn sich der eine oder andere Leser bei der Lektüre angeregt fühlen sollte, sich in den laufenden Entwicklungs- und Forschungsprozess einzubringen: Herzlich willkommen hierzu!

An dieser Stelle noch einige kurze Anmerkungen:

- Aus Gründen der Lesbarkeit wurde bei Personenbezeichnungen, die beide Geschlechter betreffen und sich in ihrer weiblichen und männlichen Form unterscheiden, jeweils die männliche Form verwendet (z. B. „Patienten" statt „Patientinnen und Patienten").
- Meinen wissenschaftlichen Mitarbeitern Maren Christina Geißler und Wolfgang Skorvanek verdanke ich wertvolle Anregungen, Abbildungen sowie die kritisch-konstruktive Durchsicht des Manuskripts. Einen besonderen Dank schulde ich den pflegerischen und ärztlichen Mitarbeitern der OP- und Anästhesieabteilung meiner Klinik, ohne die das Projekt „Angstfreier Operationssaal" niemals zu verwirklichen gewesen wäre.
- Wir sind dankbar für die positive Entwicklungszusammenarbeit mit einer Reihe von Industrieunternehmen. Um Neutralität zu wahren, sind im Text allerdings grundsätzlich keine Firmennamen genannt, es sei denn aus Gründen des Copyrights.

Dortmund, im August 2014   Holger Sauer

Inhaltsverzeichnis

Über den Autor

Dr. med. Holger Sauer ist langjähriger Chefarzt der Anästhesieabteilung am Standort Lünen des Klinikums Westfalen. Ferner leitet er das dortige Institut für Medizinische Psychophysik. www.i-mpp.de bzw. www.i-mpp.com

Einleitung 1

Wer einmal Patient war und sich zum ersten Mal einem operativen Eingriff unterziehen musste, wird sich vermutlich an das Besondere dieser Situation erinnern. Natürlich mögen sich die individuellen Reaktionsweisen dabei stark unterscheiden. Und doch wird es vermutlich nur wenige Menschen geben, die ein solches Ereignis völlig ohne ein „mulmiges" Gefühl, ohne eine gewisse Beklommenheit durchlebt haben: In den meisten Fällen dürfte doch eine gewisse Portion Angst und – im Gefolge – Stress im Spiel sein. Und dem Einen und Anderen wird dabei vielleicht sogar aufgefallen sein, dass die dabei verspürten Gefühlsregungen rationalen Argumenten gegenüber nur begrenzt zugänglich sind.

Diese natürlichen Reaktionsweisen können durch die Umstände der gesamten Prozedur verstärkt oder auch verringert werden, und jeder würde für den Fall, dass er selbst Patient wird, wünschen, dass das Letztere zutrifft. Doch das ist beileibe nicht selbstverständlich und schon gar nicht zum Nulltarif zu haben.

Denn natürlich ist es leicht gesagt oder auch in der Homepage einer medizinischen Einrichtung veröffentlicht, dass einem das Wohlbefinden seiner Patienten „sehr wichtig" sei. Zur Nagelprobe kommt es, wenn es um den Preis geht, den man für die Erreichung dieses Zieles zu entrichten bereit ist. Und da stellt sich die Frage nach der Angemessenheit.

Auf den Punkt gebracht: Welcher Nutzen ist von welchen Anstrengungen zum Wohlfühlen überhaupt zu erwarten? Wie steht es mit dem Preis-Leistungsverhältnis von Maßnahmen oder Hilfsmitteln, welche Wohlbefinden für Patienten schaffen sollen – wobei unter „Preis" der gesamte finanzielle, zeitliche und personelle Aufwand zu subsumieren ist? Wie kann man ihn messen? Und weiter: Lassen sich

© Springer-Verlag Berlin Heidelberg 2015
H. Sauer, *Der angstfreie Operationssaal,* essentials,
DOI 10.1007/978-3-662-45184-7_1

Abb. 1.1 Logo des
AFRO-Projekts

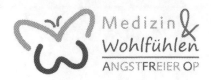

Verfahren neu- oder weiterentwickeln, um dieses Preis-Leistungs-Verhältnis attraktiver zu gestalten?

Schließlich: Alle Bemühungen um das Wohlbefinden der Patienten müssen über kurz oder lang zur leeren Hülle verkommen, wenn die Mitarbeiter, als eigentliche Vermittler, außen vor bleiben. Ein solches Vorhaben steht und fällt erfahrungsgemäß damit, dass es von den Mitarbeitern getragen wird, und das wiederum setzt eine gewisse Grundzufriedenheit bei ihnen voraus, die nicht zuletzt durch das *Stress*pensum am Arbeitsplatz (was keineswegs mit dem *Arbeits*pensum korrelieren muss!) beeinflusst wird. Zumal: In Zeiten, in denen gutes Fachpersonal knapp ist, hat die Attraktivität der Arbeitsplätze sogar eine wirtschaftliche Bedeutung, hat sie doch einen wesentlichen Einfluss darauf, inwieweit Mitarbeiter akquiriert und gehalten werden können.

Mit dieser doppelten Fokussierung auf Patienten und Personal wurde das Projekt „Angstfreier Operationssaal", abgekürzt AFRO, vor einigen Jahren mit dem Ziel ins Leben gerufen, Angst und Stress im Behandlungsprozess einerseits qualitativ und quantitativ zu erfassen und andererseits mit technischen Hilfsmitteln zu minimieren.

Dieses Anliegen findet auch seinen visuellen Ausdruck in dem Schmetterling, der die Projektzielsetzung symbolisiert: Es handelt um die stilisierte Silhouette eines Bläulings, wobei das Vorder- und Hinterflügelpaar die Buchstaben M und W ergeben, welche wiederum für die beiden eigentlich synergetischen, teils aber als antagonistisch wahrgenommenen Begriffe „Medizin" und „Wohlfühlen" stehen, die es zur Übereinstimmung zu bringen gilt (Abb. 1.1).

Angst und Stress bei medizinischen Maßnahmen

2.1 Ursachen von Angst und Stress in Behandlungssituationen[1]

Es liegt auf der Hand, dass Angst und Stress natürliche – und bis zu einem gewissen Ausmaß sinnvolle und notwendige – Begleiter des menschlichen Lebens sind. Insbesondere treten sie dann in Erscheinung, wenn jemand seine körperliche Integrität als gefährdet empfindet, und Paradebeispiele hierfür sind Krankheiten und Verletzungen, aber eben auch deren Behandlungen durch medizinische Eingriffe. Nicht umsonst gilt eine Operation juristisch als gefährliche Körperverletzung, stellt eine – wenngleich zweckmäßige und insofern erwünschte – Verletzung der Privatsphäre dar. Die gezielt zugelassene Verletzung bedeutet für den Menschen somit auch eine psychische Ausnahmesituation, in der oft Angst und Stress eine wesentliche Rolle spielen, wenngleich die individuellen Reaktionen qualitativ und quantitativ durchaus sehr verschieden ausfallen können. Folgt man Patientenäußerungen, wird diese besondere emotionale Gemengelage hauptsächlich aus vier Quellen gespeist:

1. *Kontrollverlust und Beeinträchtigung der körperlichen Integrität bzw. der Intimsphäre:*
   Gefühl des Ausgeliefertseins und der Abhängigkeit von Anderen, Verlust des Intimabstandes (ggf. teil- und zeitweise Nacktheit), Verbot von Make-up und

---

[1] Eine ausführlichere Übersicht findet sich bei Weixler et al. 2003.

© Springer-Verlag Berlin Heidelberg 2015
H. Sauer, *Der angstfreie Operationssaal*, essentials,
DOI 10.1007/978-3-662-45184-7_2

Schmuck, Zwang zum Verzicht auf Gebiss, Seh- und Hörhilfen, Klaustrophobie (bei bestimmten Eingriffen).

2. *Körperliches Unwohlsein im Zusammenhang mit dem Eingriff:*
   Schmerzen,
   Zwang zum regungslosen Stillliegen (insbesondere bei Regionalanästhesien),
   Hunger und Durst (Nüchternheitsgebot!),
   Langeweile,
   Frieren (sowohl „körperlich" als auch „seelisch").

3. *Angst vor Begleitumständen und Folgen des Eingriffs:*
   Angst vor Schmerzen, Übelkeit und Erbrechen, vor schicksalhaften Diagnosen oder Befunden, postoperativen Beeinträchtigungen (z. B. bei Amputationen) oder Entstellungen,
   Angst vor dem Misslingen des Eingriffs oder der Narkose.

4. *Externe Faktoren: Beklemmende und „stressige" Umgebung sowie ungewöhnliches Verhalten der Behandler:*
   Auf reine Funktionalität ausgerichtete Raumgestaltung (Fabrikatmosphäre),
   ungewohntes Aussehen (Haube und Maske), Verhalten (z. B. Verweigerung des Handschlags[2]) und Sprechen (Verwendung von Fachausdrücken, aber insbesondere auch Streiten untereinander) der an der Behandlung Beteiligten,
   Lärm und unangenehme – ggf. als bedrohlich assoziierte – Geräusche.

Mindestens die in den ersten drei Punkten aufgeführten Stressfaktoren gelten weithin als unvermeidlich, weil entweder von außen unbeeinflussbar oder aber sicherheitsrelevant, wobei indes auch hier inzwischen einiges in Bewegung gerät – man denke nur an die weitgehend einvernehmliche Lockerung des Nüchternheitsgebots in den letzten Jahren. Und es lohnt sich sicherlich, hier weitere Fragen zu stellen, etwa: Sind wir uns bewusst, wie peinlich – und damit seelisch belastend – es viele Patienten empfinden, wenn sie vor einer Operation ihr Gebiss abgeben müssen – gerade vor dem Hintergrund einer dadurch verursachten kosmetischen Entstellung? Und ist der von einer derartigen Maßnahme zu erwartende Sicherheitsgewinn tatsächlich so groß, dass solche Folgen in Kauf genommen werden müssen, selbst wenn etwa eine Lokal- oder periphere Regionalanästhesie vorgesehen ist?

Man muss es begrüßen, dass solche jahrzehntelang als unverrückbar geltenden Positionen zunehmend hinsichtlich ihres tatsächlichen Wertes hinterfragt und verändert werden. Gleichwohl – es wird immer ein „Bodensatz" von unentrinnbaren psychischen Stressfaktoren bestehen bleiben, denen – jedenfalls mit vertretbarem Aufwand – kaum beizukommen sein wird.

---

[2] Z. B. aus hygienischen Gründen (Hördemann 2013).

Abb. 2.1 Anblick einer
Operationslampe aus der
Sicht eines Patienten in
Regionalanästhesie (hier:
Arthroskopie des Knies in
Spinalanästhesie)

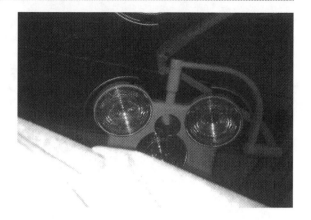

Übrigens sind die im vierten Punkt aufgeführten äußeren Faktoren streng genommen lediglich Katalysatoren, also Verstärker, für die zuvor aufgeführten „inneren" Stressoren. Weil die hier genannten Faktoren unabhängig von den unterschiedlichen Veranlagungen der Patienten usw. sind, besteht Grund zu der Annah-
me, dass man hier am ehesten fündig werden kann, wenn es um Möglichkeiten
geht, die negative Verstärkung zu unterbinden. Ja, vielleicht ist es sogar möglich,
stattdessen positive Empfindungen zu wecken und zu fördern, so dass einige der
angeblich unbeeinflussbaren Kriterien der Punkte 1–3, wenn nicht verschwinden,
so doch für die Patienten an Brisanz verlieren. Es ist ja hinlänglich bekannt, wie
sehr die Sinneseindrücke aus der Umgebung die aus der Gedankenwelt der Patienten kommenden Impulse modifizieren können.

Nun, es ist unstrittig, dass Patienten in der – aus ihrer Sicht – existentiellen Ausnahmesituation vielfach überaus suggestibel und rationalen Betrachtungen gegenüber unzugänglich sein können, wobei gleichzeitig die Wahrnehmungsschwellen
für Sinnesreize herabgesetzt sind, was wiederum für Fehlinterpretationen der noch
perzipierten Reize den Boden bereitet.[3] Aufgrund der im Allgemeinen ängstli-
chen Grundstimmung sind die dabei erlebten Suggestionen meist negativer Art;
gleichzeitig ist ein Hang zur Regression erkennbar, d. h. ein Rückfall in kindliche
Reaktionsmuster. Entsprechend sensible Personen können daher in einen völlig
„harmlosen", aber ungewohnten Anblick wie etwa den einer Operationslampe eine
bedrohliche Fratze hineindeuten (Abb. 2.1).[4]

---

[3] Der Grund hierfür liegt in hormonellen Interaktionen von Stresshormonen mit bestimmten
Hirnabschnitten. (Übersicht bei Het 2009).

[4] Vergleichbare hochsuggestible Zustände sind wiederholt eindrucksvoll in der Literatur beschrieben worden, etwa in A. v. Droste-Hülshoffs Gedicht „Der Knabe im Moor" oder auch
Goethes „Erlkönig".

Gleiches gilt für das Thema Gespräche und Geräusche: Es kommt dabei keineswegs *ausschließlich* auf die Lautstärke an. Aufgeschnappte Satzfetzen werden unter Umständen in völliger Verkennung mit der eigenen Person in Zusammenhang gebracht und negativ gedeutet. Auch können selbst unvermeidbare und für Außenstehende harmlos erscheinende Geräusche, wie z. B. das Aufreißen einer Peel-Verpackung, Zerknüllen von Papier oder Sauger- und Bohrgeräusche, gerade in diesem suggestiblen Zustand als außerordentlich bedrohlich wahrgenommen werden.

2.2 Auswirkungen und Bedeutung von Angst und Stress in Behandlungssituationen

Die oben skizzierten unangenehmen Begleiterscheinungen medizinischer Prozesse und die dadurch ausgelösten Empfindungen *können,* müssen aber nicht in jedem Fall, in der beschriebenen Weise auftreten. Die Suggestibilität und auch die Stresssensibilität der einzelnen Patienten mag sich persönlichkeitsbedingt stark unterscheiden, und auch ein und derselbe Mensch kann eine bestimmte Belastung sehr unterschiedlich empfinden, etwa in Abhängigkeit von seiner Lebenssituation.[5]

Erst in jüngerer Zeit wurden Zusammenhänge zwischen psychischen Belastungen und der körperlichen Gesundheit wissenschaftlich verifiziert, die dem Volksmund schon lange vertraut sind, und so kristallisiert sich immer deutlicher heraus, dass der alte Spruch „mens sana in corpore sano" („Ein gesunder Geist wohnt in einem gesunden Körper") keineswegs nur in *einer* Richtung zutrifft: Halte deinen Körper gesund, dann geht es deinem Geist gut! Vielmehr sehen wir im Licht der modernen Forschung immer deutlicher, wie sehr auch das Umgekehrte gilt: Das psychische Wohlbefinden ist von essentieller Bedeutung für die körperliche Gesundheit! Wenn man zusätzlich bedenkt, dass Verletzungen jeder Art – also auch gezielte medizinische Verletzungen – Entzündungsreaktionen hervorrufen und damit für sich genommen schon Stress für den Körper bedeuten, erscheint es plausibel, dass zusätzlicher (psychischer) Stress gerade in solchen Situationen dem Organismus alles andere als gut tut. Der Cocktail an Hormonen und anderen Substanzen, welche das biochemische Substrat der Stressreaktion darstellt (und u. a. Reparaturvorgänge für Wunden auslöst), wirkt sich, wenn er noch obendrein verstärkt wird, deletär aus, lässt das Immunsystem leiden (Starkweather et al. 2006) und beschleunigt den Alterungsprozess (Übersicht bei Weixler et al. 2003).

---

[5] Man weiß z. B., dass frisch Verliebte weniger schmerzempfindlich sind (Younger et al. 2010).

Nun mag man vielleicht einwenden, dass Angst und Stress im Umfeld einer Operation zwar mitunter sehr intensiv sein mögen, jedoch von vergleichsweise kurzer Dauer. Allerdings kommen hier die Erkenntnisse der Psychophysiologie ins Spiel: Entscheidend für die Folgewirkung eines Eindrucks ist demnach nicht nur die Einwirkungszeit, sondern insbesondere auch seine Intensität; selbst kurzzeitige Stressbelastung kann sich, wenn sie nur intensiv genug ist, sowohl psychisch als auch physisch außerordentlich gravierend auswirken, und dies ist auch für das Operationsumfeld belegt (Haugen et al. 2009).

Bemerkenswert ist in diesem Zusammenhang die Beobachtung, dass Anästhesisten offenbar in erheblichem Maße die Angst ihrer Patienten unterschätzen (Jlala et al. 2010); macht hier der tägliche Umgang vielleicht etwas „betriebsblind"?

Wir haben jedenfalls keinen Grund, die Stressreaktion unserer Patienten zu verharmlosen oder gering zu schätzen und sollten daran arbeiten, sie auf das wirklich Unvermeidliche zu begrenzen, um den größtmöglichen Nutzen für unsere Patienten zu erzielen. Es entspricht somit einer gewissen Folgerichtigkeit, dass die *psychologische Prozessqualität* medizinischer Behandlungen immer mehr in den Fokus rückt.

Schließlich sei noch auf einen anderen Gesichtspunkt in Bezug auf die Gewichtung des Stresses hingewiesen. Die hier besprochenen Stressreaktionen sind von Ursache und Auswirkung her ausschließlich negativ besetzt. Es ist indes eine alte Erfahrungstatsache, dass nicht *jeder* Stress als unangenehm empfunden wird. Zwar wurde von Physiologen belegt, dass es biochemisch gesehen den „Eu-Stress", den gesundheitsfördernden Stress, eigentlich nicht gibt, doch würden die meisten Menschen ein völlig stressfreies Leben als langweilig empfinden. Die psychophysiologische Ursache hierfür liegt wohl darin begründet, dass Lust- und Unlustempfindungen weniger mit einem Zustand als vielmehr mit seiner Veränderung korreliert sind (was wiederum der Grund dafür ist, dass Glücksgefühle im Gefolge eines Ereignisses – wie groß und intensiv sie auch sein mögen – keinen dauerhaften Bestand haben, sondern langsam abebben, sofern sie nicht durch neue Ereignisse reaktiviert werden); es ist mehr der Moment, in dem man Fußball-Weltmeister *wird,* sein Traumauto *in Empfang nimmt,* den Berggipfel *erreicht,* der die sprichwörtlichen Glückshormone hervorlockt, als der daran anschließende Zustand.[6]

Es lassen sich leicht beliebig viele weitere Beispiele anführen, die belegen, dass Wohlbefinden gerade durch einen *wohldosierten Wechsel* von Spannungs-

---

[6] Hüther (2012, S. 25) verdeutlicht, wie gerade das Verschwinden der Angst Freude auslöst. Dies erklärt sicherlich z. B. die Motivation von Extremsportlern, aber auch Forschern usw. Für den, der es mathematisch liebt: Es ist weniger der absolute Wert in einer „Befindlichkeits-Zeit-Funktion" als vielmehr deren erste Ableitung, die Auskunft gibt über Lust- und Unlustempfindung.

und Entspannungsmomenten erzeugt wird, wobei hier die Musik als besonders typisches, leichtverständliches Beispiel angeführt sei. Es liegt nahe anzunehmen, dass das so erlangte Wohlbefinden erheblich zur Gesundheit beizutragen vermag, vielleicht in größerem Maße als ein – im biochemischen Sinne – völlig stressfreier Zustand. Die daraus erwachsenden Konsequenzen für unser Konzept werden wir weiter unten aufzeigen.

Wir halten fest

1. Schmerzen, Angst und Stress haben schädliche Langzeitfolgen für den Stoffwechsel (Russ et al. 2012). Es ist also auch von medizinischer Bedeutung, dass man den Patienten mit seinem Stress nicht allein lassen, sondern aktiv etwas dagegen unternehmen sollte.
2. Wohlfühlen beinhaltet nicht nur die Abwesenheit von Schmerzen, Angst und Stress, sondern auch die Verfügbarkeit einer „wohltemperierten" Mischung von positiven Eindrücken (sei es von innen oder von außen).

2.3 Segen und Fluch von Analgosedativa

Mancher Leser wird vermutlich zu dem bisher Gesagten einschränkend anmerken wollen, dass die Entwicklung der Anästhesie in den letzten anderthalb Jahrhunderten Bahnbrechendes geleistet hat, indem dank potenter Schmerz-, Beruhigungs- und Narkosemittel sowohl Schmerzen als auch Ängste mit beachtlichem und reproduzierbarem Erfolg buchstäblich betäubt werden können. Doch die berechtigte Begeisterung für diese Erfolgsgeschichte scheint mancherorts in eine geradezu naive Bedenkenlosigkeit eingemündet zu sein, die die möglichen unerwünschten Wirkungen der betreffenden Medikamente und Verfahren höchstens am Rande zur Kenntnis nimmt. Immerhin: Das Überdenken hinsichtlich der Konsequenzen für die Patientenbehandlung hat (glücklicherweise) bereits eingesetzt. Die Diskussion über mögliche Risiken hat sich lange – zu lange – ganz weitgehend beschränkt auf das respiratorische und kardiovaskuläre System und z. B. das für Messungen schwieriger zugängliche zentrale Nervensystem oder auch das Immunsystem außen vor gelassen. Erst in den letzten Jahren mehren sich die Hinweise, dass Anästhetika, Analgetika und Sedativa sich doch nicht ganz so inert gegenüber dem Zentralen Nervensystem verhalten, wie wir jahrzehntelang geglaubt haben.

Heute wissen wir

- Das Gehirn reagiert plastisch auf die Einwirkung psychotroper Substanzen (also z. B. zentralwirksamer Analgosedativa im weitesten Sinne, einschl. Narkosemitteln), so dass hieraus über den (gewünschten) unmittelbaren Effekt hinaus auch längerfristige (unerwünschte) Folgen resultieren können, etwa in Richtung einer beeinträchtigten Gedächtnis- bzw. Denkfunktion („Postoperative kognitive Dysfunktion", POCD) oder gar eines Deliriums (Sanders et al. 2011; Vasilevskis et al. 2012).
- Es konnten in Bezug auf das allgemeine Endergebnis (z. B. Mortalität) jedenfalls für bestimmte Operationen eindrucksvolle Vorteile einer Regionalanästhesie im Vergleich zu einer Vollnarkose gefunden werden (Memtsoudis et al. 2013; Neuman et al. 2012).
- Doch speziell im Hinblick auf die postoperative Gedächtnisfunktion ließen sich solche Vorteile nicht mit der gleichen Eindeutigkeit nachweisen (Bryan et al. 2006; Mason et al. 2010; Zhang et al. 2013).

Der letztgenannte Befund ist aus gleich mehreren Gründen bemerkenswert: Zum einen legt er die Schlussfolgerung nahe, dass die Narkose als konsequenteste Form der Analgosedierung offenbar (spezifische?) metabolische Schadenswirkungen auslösen kann, die früher mangels ausreichend großer Fallzahlen nicht verifiziert werden konnten. Zum anderen: Wenn die postoperative *Gedächtnis-Dysfunktion* nach Regionalanästhesien nicht wesentlich seltener vorkommt als nach Vollnarkosen, dann muss es bei Ersteren andere Faktoren geben, deren Schadenspotential größenordnungsmäßig dem von Narkosemitteln entspricht, und hierfür kommen dann entweder – wie oben beschrieben – Stress und Angst in Frage, oder aber die hiergegen (oftmals im Überschuss) eingesetzten Sedativa bzw. zentralwirksamen Analgetika. Für diese These spricht, dass bei Endoprothesenoperationen in Regionalanästhesie ein Zusammenhang zwischen der Sedierungstiefe und der Wahrscheinlichkeit für eine postoperative kognitive Dysfunktion gefunden werden konnte (Sieber et al. 2010; Alcover et al. 2013).

Nach allem Gesagten liegt es nahe, dass es eine (individuelle) optimale Sedativadosis zu geben scheint, unter der die Patienten am wenigsten postoperative Dysfunktionen entwickeln und trotzdem ausreichend gegenüber den Stressoren abgeschirmt sind. Gleichwohl bleibt der Befund bestehen, dass sowohl der perioperative Stress als auch die deswegen ergriffenen Gegenmaßnahmen (Sedierung oder Narkose) eine Belastung für das Zentralnervensystem darstellen und den Behandlungserfolg beeinträchtigen!

Wir halten fest

Wenn sich also sowohl die Angst als auch alle medikamentösen Gegenmaßnahmen gleichsinnig ungünstig auswirken, stellt sich die Frage nach nichtmedikamentösen Möglichkeiten, welche ohne die genannten Folgeerscheinungen auskommen und das medikamentöse Angebot sinnvoll ergänzen; wir wollen sie unter dem Begriff „nichtmedikamentöse psychotrope Maßnahmen (NPTM)" zusammenfassen.

In der Folge können sie z. B. Analgosedativa einsparen helfen (Ayoub et al. 2007).[7] Auf der Intensivstation hat sich diese Erkenntnis bereits in gewissem Umfang durchgesetzt und in verschiedenen Kliniken zu konkreten Konsequenzen geführt. Hingegen ist der Operationsbereich, wo Stress und Angst vielfach ihren Kulminationspunkt erreichen, in dieser Hinsicht noch ein relativ unbestelltes Feld.

2.4 Möglichkeiten der Messung von Angst und Stress

Will man Gegenmaßnahmen gegen Angst und Stress entwickeln, so sollte man sich zunächst genauere Einblicke in deren Verlauf zu verschaffen, und hierfür wiederum benötigt man Identifizierungs- und Messmethoden. Konkret geht es um die Frage, welche Messparameter uns zur Verfügung stehen, wie sie zu erheben und schließlich zu bewerten sind, denn – um es vornweg zu sagen – *den* idealen Stress-Messparameter gibt es nicht. Hier soll zumindest eine skizzenhafte Übersicht – ohne Anspruch auf Vollständigkeit – über die grundlegenden Prinzipien gegeben werden:

Eine recht zuverlässige Diskriminierung zwischen Angst und anderen psychischen Empfindungszuständen gelingt heute durch psychometrische Testverfahren, von denen die moderne Psychologie eine ganze Reihe entwickelt hat. Mit Hilfe von Fragebögen oder Interviews kann so z. B. Angst recht spezifisch qualitativ und quantitativ erfasst werden. Eines der bekanntesten Testverfahren dieser Art ist das State-Trait-Angst-Inventar nach Spielberger et al. (1970), abgekürzt STAI.

---

[7] Eine komplette Verbannung der Analgosedativa aus dem Behandlungsrepertoire hieße natürlich ebenso das Kind mit dem Bade auszuschütten wie ein kompletter Verzicht auf Vollnarkosen.

Bei solchen Methoden ist man indes weitgehend auf die Mitarbeit und auch Ehrlichkeit des Probanden angewiesen. Hierbei ist bekannt, dass insbesondere Männer in der Tendenz die eigene Angst entweder herunterspielen oder gar nicht einmal selbst bewusst wahrnehmen (Hüther 2012, S. 44). Ein anderer – grundsätzlicher – Nachteil gerade in unserem Forschungszusammenhang ist der Umstand, dass die Befragung selbst nicht nur zeitaufwendig ist, sondern auch potentiell das Befinden des Patienten moduliert, denn dieser hat ja – anders als sonst – zumindest während dieses Zeitraums eine Beschäftigung und erlebt die Zuwendung des Befragers[8]. Folglich eignen sich psychometrische Testverfahren nur sehr bedingt, um den *Verlauf* von Angst bzw. Stress im Zusammenhang z. B. während einer Operation zu erfassen – einmal abgesehen von dem störenden Einfluss solcher Prozeduren auf den Behandlungsablauf. Aus diesen Gründen werden psychometrische Tests im Zusammenhang mit medizinischen Eingriffen sicherlich nur ausnahmsweise, z. B. für Studienzwecke, und auch dann nur in stark reduzierter Form zum Einsatz kommen.

Eine bessere Praktikabilität versprechen hingegen biometrische Verfahren, die Veränderungen körperlicher Parameter im Gefolge von Angst und Stress messen. Sie sind unabhängig von subjektiven Faktoren und weisen ein viel geringeres Potential auf, Störungen im eigentlichen Behandlungsablauf zu verursachen.

Stress und Angst verursachen nämlich ein gut reproduzierbares Muster an biochemischen und physikalischen Veränderungen, wobei insbesondere das Hormon- und das vegetative Nervensystem beteiligt sind. Problematisch dabei ist indes die mangelnde Spezifität dieser Veränderungen. Nicht genug damit, dass Angst und Stress sich vom biochemischen und biophysikalischen Reaktionsmuster her untereinander nicht unterscheiden, können sogar auch ganz andere, durchaus nicht als Stress empfundene Wahrnehmungen vergleichbare Veränderungen auslösen. Dies gilt erst recht deshalb, weil es schlechterdings nicht praktikabel ist, gleichzeitig alle denkbaren stresssensiblen Parameter zu analysieren und dann gegebenenfalls eine aufwendige Feindiskriminierung durchzuführen. Insofern ist die *Fremdbeobachtung* und die klare situative Zuordnung der Messwerte unabdingbar, um verwertbare Aussagen zu treffen. Um es plakativ zu formulieren: Ein Fußballzuschauer wird im Gefolge eines Torerfolgs einer Mannschaft möglicherweise ein weitgehend identisches Reaktionsmuster bei vielen Parametern aufweisen, und zwar unabhängig davon, ob das Tor für oder gegen seine Mannschaft gefallen ist. Erst die Verknüpfung mit der konkreten Situation erlaubt eine zuverlässige Interpretation der Messwerte.

---

[8] Diese Problematik erinnert an die Heisenbergsche Unschärferelation aus der Quantenphysik, welche die Veränderung eines Zustands eben dadurch, dass man ihn misst, beschreibt. Hingegen geht es hier nicht um einen Hawthorne-Effekt.

Mit dieser wichtigen Einschränkung lassen sich eine Reihe von Messparametern aufführen, die sich auch für eine Verlaufsmessung ohne nennenswerte Beeinträchtigung des Patienten oder des Personals eignen.

Am bekanntesten ist vielleicht die elektrische Leitfähigkeit der Haut, welche Ausdruck der Aktivität des sympathischen Nervensystems ist. Bei Angst und Stress – aber auch bei einer Reihe von anderen, sogar freudebehafteten, Zuständen – nimmt nämlich die Schweißproduktion zu, wodurch die Leitfähigkeit erhöht wird. Nun unterscheidet sich die individuelle Schweißproduktionsrate zwischen den einzelnen Körperteilen und natürlich von Mensch zu Mensch stark, so dass nicht nur einheitliche Ableitungsbedingungen eingehalten, sondern u. U. die Werte bei Untersuchungen an mehreren Probanden jeweils normiert werden müssen. Trotz aller dieser Einschränkungen erweist sich die Leitfähigkeit als wertvoller, weil am schnellsten reagierender, Parameter, der sich somit für Verlaufsmessungen am besten eignet.[9]

Weitere biometrische, immer wieder zur Stressmessung herangezogene Merkmale sind die Herzfrequenz, die Herzfrequenzvariabilität oder auch der Spiegel von Stresshormonen im Blut. Die ersten beiden Parameter werden im Übrigen durch das Routinemonitoring erfasst und könnten mit entsprechender Software jederzeit bestimmt werden.

Als weitere Möglichkeit gewinnt in der psychophysiologischen Forschung z. B. auch die Analyse der α-Amylase im Speichel als nichtinvasives Verfahren zunehmend an Bedeutung (Nater et al. 2003; Arai et al. 2008), und ferner der Cortisolspiegel im Blutserum.

Es sind derzeit mehrere Arbeitsgruppen damit beschäftigt, die Stressmessung für das Routinemonitoring tauglich zu machen.

2.5 Der Verlauf des Stressniveaus vor, während und nach einer Operation

In einer eigenen Untersuchung[10] (Sauer et al. 2013) wurde bei 40 Patienten, welche eine plastische Nasen- oder Ohrenoperation in Vollnarkose erhielten, der Stress sowohl auf psychometrische (modifiziertes STAI – s. o.) als auch biometrische Wei-

---

[9] Auf die möglichen weiteren Nuancierungen der Leitfähigkeitsmessung einzugehen, etwa den zeitlichen Detailablauf der Veränderungen, würde den Rahmen dieser Darstellung sprengen. In diesem Zusammenhang sei auf die einschlägige Spezialliteratur verwiesen, z. B.: Storm 2008; Boucsein et al. 2013; Günther et al. 2013.

[10] Es handelte sich um ein nichtkommerzielles Forschungsprojekt in Zusammenarbeit mit Philips Research (Eindhoven/NL).

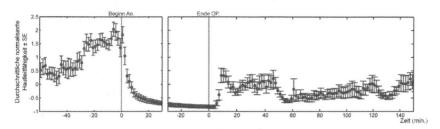

Abb. 2.2 Verlauf der elektrischen Hautleitfähigkeit vor, während und nach einer Operation in Vollnarkose (normierte und gemittelte Werte bei 40 HNO-Operationen)

se (Hautleitfähigkeit) ermittelt. In diesem Zusammenhang korrelierte der Verlauf der elektrischen Leitfähigkeit der Haut gut mit der psychometrisch gemessenen Angst (nach modifiziertem STAI).

Abbildung 2.2 stellt den gemittelten Verlauf der (normierten) Haut-Leitfähigkeit bei diesen Patienten dar. Im Vergleich mit dem minimalen Stress in tiefer Narkose erkennt man, dass bereits eine Stunde vor der Operation, während sich die Patienten noch im Wartebereich befanden, offenbar eine erhebliche Anspannung bestand! Daraus ist zu folgern, dass Maßnahmen gegen Angst und Stress nicht erst im eigentlichen OP-Trakt beginnen sollten, sondern möglichst erheblich früher, am besten schon bei der Aufnahme des Patienten ins Krankenhaus. Schließlich steigt der Stress dann stufenweise an, ehe er bei Beginn der Narkoseeinleitung seinen Höhepunkt erreicht und dann rasch absinkt. Nach dem Wiedererwachen kommt es zu einem uneinheitlichen Verlauf. *Allerdings bewegt sich das Stressniveau nunmehr weitestgehend unter den präoperativ gemessenen Werten* – und das, obwohl ein neuer Stressor, nämlich der Wundschmerz, hinzukommt (wogegen selbstverständlich Analgetika verabreicht wurden). Anhand dieser Kurve könnte man versucht sein zu fragen, welcher Stress die größere Belastung für den Organismus darstellt: der präoperative psychische oder der postoperative schmerzbedingte Stress. Beim Letzteren gibt es keine Diskussion darüber, ob man etwas dagegen tun muss. Herrscht in Bezug auf den präoperativen Stress die gleiche Einigkeit??

Übrigens hat in dieser Studie weder die Herzfrequenz noch die Herzfrequenzvariabilität eine so gute Korrelation zum Stressniveau aufgewiesen wie die Hautleitfähigkeit.

Bei der gleichen Studie konnte auch nachgewiesen werden, dass schon im Vorfeld einer unangenehmen Einzelmaßnahme das Stressniveau deutlich ansteigt, wenn der Patient die Vorbereitungen voll bewusst mitbekommt. Die Abb. 2.3 zeigt nämlich ein deutliches Ansteigen der Leitfähigkeit bereits mehr

Abb. 2.3 Anstieg der Haut-
Leitfähigkeit als Stressindi-
kator bereits im Vorfeld des
Legens einer Venenverweilkanüle; die senkrechte Linie
in der Mitte kennzeichnet
den Punktionszeitpunkt

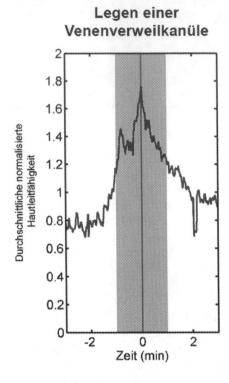

als eine Minute im Vorfeld des Anlegens einer Venenverweilkanüle (was ja noch
als „harmlosere" medizinische Maßnahme gelten dürfte).[11]

2.6   Grundlagen eines nichtmedikamentösen Anti-Stress-Programms für den OP-Bereich

Stellen wir uns einmal sinnbildlich die Stimmung eines Patienten als Waage vor,
wobei die eine Waagschale bestückt ist mit allen negativen („nach unten ziehen-
den") Einflussfaktoren, während die andere Waagschale positive Anregungen ent-
hält. In der erstgenannten Waagschale sind es die Ängste aus dem Inneren, Um-
gebungseindrücke (die als potentiell bedrohlich eingestuft werden) und möglicher-

---

[11] Man ist in diesem Zusammenhang versucht, an die „territio verbalis" zu denken, die erste
Stufe der mittelalterlichen Folter, wobei „lediglich" die Folterwerkzeuge gezeigt wurden.

weise körperliches Unwohlsein, die in ihrer Kombination gemeinsam die psychische Homöostase gefährden.

Gegen diese beschwerenden Einflüsse gilt es, sich mit den *Sinnen* der Patienten zu verbünden und die andere Waagschale mit positiv empfundenen Eindrücken zu bestücken, um so das Gleichgewicht, die psychische Homöostase, zu sichern bzw. wiederzuerlangen. Schon lange ist bekannt, dass man dies am besten erreichen kann, indem man gleichzeitig mehrere Sinne in einer harmonischen Kombination beeinflusst (Fechner 1889). Der ideale Ansatz ist also multisensorisch und überhaupt facettenreich: Um nicht auf die Dauer langweilig zu wirken, sollten positive Sinneseindrücke innerhalb gewisser Grenzen variieren (also wirken z. B. Farbbilder stärker als schwarz-weiße, Filme stärker als Bilder und dreidimensionale Inhalte stärker als zweidimensionale).

Und gleichzeitig hat man natürlich nach Möglichkeiten zu suchen, um die „negative" Waagschale zu erleichtern, indem man die Belastungen der Patienten auf ein unumgängliches Minimum reduziert.

In der Summe empfiehlt sich also eine Doppelstrategie, indem man sowohl für eine Gewichtsreduktion der negativen Waagschale als auch eine verstärkte Gewichtung der positiven Seite sorgt; kurz und knapp lässt sich definieren:

➤   Grundlage eines nichtmedikamentösen Anti-Stress-Programms ist die Verhinderung negativ empfundener Sinneseindrücke und zugleich die Vermittlung positiver Impulse.

Damit ist das Grundkonzept von AFRO im Wesentlichen beschrieben. Es zielt sowohl auf die Soll- als auch die Habenseite der menschlichen Empfindung.

Das Grundkonzept von AFRO
Auf der Sollseite sind wir ums Vermeiden bemüht:
- *Vermeidung* bzw. *Verminderung* belastender Maßnahmen bis auf das unumgänglich Nötige,
- *Vermeidung* von bzw. *Abschirmung* gegenüber unangenehmen, von außen kommenden Sinneseindrücken (dies sind z. B. Lärm, angstmachende Anblicke, aber auch Unfreundlichkeit oder gar Streiten des Personals usw.),
- *Ablenkung* der Gedanken von Unannehmlichkeiten (einschließlich der von außen nicht oder kaum beeinflussbaren inneren Befindlichkeiten wie Sorgen, Ängste usw.),

- *Umbewertung* von als bedrohlich empfundenen äußeren Eindrücken in positiv besetzte (z. B. durch Hypnose [12]).

Auf der Habenseite hingegen engagieren wir uns im positiven Bereich:

- *Vermittlung von Sicherheit und Geborgenheit*, z. B. durch *plausible* Erläuterungen und *glaubwürdig vermittelte* Verwechslungssicherheit (s. u.),
- *Anbieten* von positiv wirkenden Sinnesreizen (Sehen, Hören, Riechen, Fühlen, ggf. Schmecken),
- *Beschäftigung* der Gedanken mit positiv besetzten Inhalten, einschließlich Stellung von Aufgaben (z. B. im Rahmen eines Quiz' oder eines Computerspiels) mit der Möglichkeit von Erfolgserlebnissen,
- Ermöglichung von *selbstbestimmtem Handeln*.

Was kann das konkret bedeuten? Ist es unabdingbar nötig, für diese Zielsetzung einen unverhältnismäßig hohen Aufwand an – möglicherweise besonders qualifiziertem – Personal zu betreiben? Oder kann – wie in anderen Lebensbereichen – moderne Technik hier für Entlastung sorgen, ja sich gar idealerweise als überlegen erweisen? Die Antwort ist nach einigen Jahren Erfahrung mit dem AFRO-Konzept ein eindeutiges Ja.

---

[12] Der Wert von Hypnoseverfahren, wie sie verschiedentlich in diesem Zusammenhang eingesetzt werden, sollte nicht gering geschätzt werden. Andererseits ist hierfür ein gewisser Aufwand notwendig. Im Unterschied zu anderen, monomodalen Ansätzen, die ausschließlich auf Hypnosen setzen, ist die Hypnose in unserem Ansatz daher „lediglich" *eine* von mehreren Möglichkeiten, welche teils komplementär, teils alternativ zueinander sind. Im Übrigen, so scheint es, sind die weiter unten vorgestellten technischen Hilfen auch zur Unterstützung von Hypnosen geeignet.

Arbeitsfelder, Entwicklungs- und Forschungsplanung

3

Unter den genannten Prämissen wurde im Rahmen des AFRO-Projekts gezielt untersucht, welche (ggf. bisher ungenutzten) Möglichkeiten sich beim aktuellen Stand der Technik grundsätzlich zur Stressminderung vor dem Hintergrund eines laufenden Operationsbetriebes eignen. Im Ergebnis gelang es, einerseits bereits existierende Produkte und Verfahren zu identifizieren, die teils unverändert, teils modifiziert erstmals in diesem Zusammenhang zum Einsatz kamen und sich bewährten. Andererseits wurde die Notwendigkeit erkannt, neue Produkte und Lösungsansätze zu entwickeln. Dies führte – auch in Zusammenarbeit mit industriellen und wissenschaftlichen Partnern – zum Entstehen von Prototypen, die ebenfalls auf ihre Praxistauglichkeit hin getestet wurden, und dieser Prozess wird sich in absehbarer Zukunft fortsetzen.

Auch wenn – und gerade weil – die bisherigen Ergebnisse ermutigend sind, bedarf es erheblicher weiterer Entwicklungsarbeit, deren Ergebnisse wiederum einem ständigen Evaluationsprozess unterworfen werden müssen. Gerade bei einer Konzeption, die in dieser Form Neuland betritt, bilden Entwicklung und unmittelbar daran anschließende evaluierende Forschung gleichsam ein Tandem von Motoren, die gemeinsam zur Durchsetzung beitragen (Abb. 3.1).

Aufgrund des umfassenden Ansatzes ergeben sich durch das zugrunde liegende Anliegen eine Reihe unterschiedlichster Aufgaben auf mehreren Arbeitsfeldern. Um eine Systematik zu ermöglichen, haben wir sie in sechs Kernbereiche gegliedert (Abb. 3.2); typisch für den integrativen Ansatz des gesamten Konzepts ist indes, dass sich zahlreiche Überlappungen der einzelnen Arbeitsfelder ergeben und Synergien ermöglichen. Andererseits ist bei einigen Elementen die Zuordnung zu

© Springer-Verlag Berlin Heidelberg 2015
H. Sauer, *Der angstfreie Operationssaal*, essentials,
DOI 10.1007/978-3-662-45184-7_3

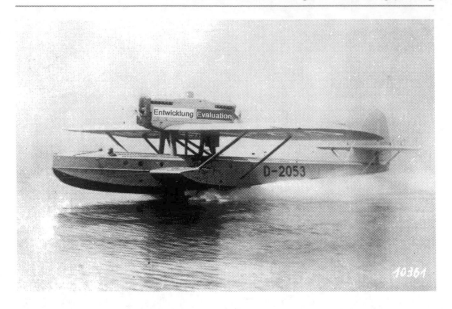

Abb. 3.1 Entwicklung und Evaluation, symbolisch dargestellt am Beispiel der Tandem-motoren des Flugboots Dornier „Wal" aus den 1920er Jahren, das sich durch zahlreiche Pionierleistungen auszeichnete. (Foto © Dornier Museum Friedrichshafen (Airbus Group))

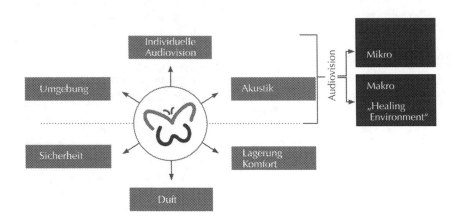

Abb. 3.2 Die Hauptansatzpunkte für nichtmedikamentöse psychotrope Maßnahmen

einem bestimmten Arbeitsfeld nicht ganz einfach und entbehrt daher nicht einer gewissen Willkür.

Gleich drei Bereiche (in Abb. 3.2 diejenigen oberhalb der gestrichelten Linie) zielen auf das audiovisuelle System, das mit Abstand die meisten Sinneseindrücke des Menschen sammelt und insofern eine Sonderstellung einnimmt. Aufgrund der unterschiedlichen technischen Grundvoraussetzungen erscheint es sinnvoll, zu unterscheiden zwischen Maßnahmen, die über Kleingeräte nur einer einzigen Person allein zugutekommen – wir wollen sie unter dem Begriff „Mikro-Audiovision" (=individuelle Audiovision) zusammenfassen – und solchen, die über eine Veränderung der Umgebung größere Bereiche (z. B. ganze Räume) einbeziehen und verändern, was sich ggf. gleichzeitig auf mehrere Menschen auswirkt: „Makro-Audiovision". Die Makro-Audiovision wiederum ist wesentlicher Bestandteil dessen, was vielfach mit dem englischsprachigen Begriff „Healing Environment" beschrieben wird, und wird hier aus Gründen der technischen Zweckmäßigkeit in einen visuellen („Umgebungsgestaltung") und einen akustischen Zweig aufgeteilt.

Generelle Voraussetzung für alle Maßnahmen ist jedenfalls, dass sie die folgenden Bedingungen erfüllen müssen:

• Hygienische Unbedenklichkeit entsprechend dem jeweiligen Standard und einfach durchzuführende Reinigung bzw. Desinfektion
• Ungefährliche und verlässliche Technik
• Keine wesentliche Beeinträchtigung der Arbeitsabläufe
• Leichtverständliche, unaufwendige Bedienbarkeit
• Einfaches Lagerungs- und (bei batteriebetriebenen Geräten) Ladekonzept

Es würde den Rahmen dieses Essentials sprengen, wenn man bei den weiter unten aufgeführten konkreten Beispielen im Einzelnen erläutern sollte, wie man all diesen – zugegebenermaßen anspruchsvollen – Anforderungen jeweils gerecht werden kann. Die AFRO-Arbeitsgruppe hat jedenfalls einige Mühe in diese nach außen hin weniger spektakuläre, jedoch sehr wesentliche Seite des Projekts gesteckt, um zu praktikablen Lösungen zu gelangen, und diese Mühe zahlt sich zweifellos aus.

Alle diese Maßnahmen sind selbstredend mit einem apparativen und auch personellen Aufwand verbunden; daher ist es ein weiteres Anliegen des AFRO-Projekts, hier für Entlastung zu sorgen:

• Technische und designerische Kompatibilität der Komponenten sowohl untereinander als auch zu bestehenden Geräten (z. B. Narkosegerät), idealerweise im Rahmen integrierter Lösungen – und bei dieser Gelegenheit:

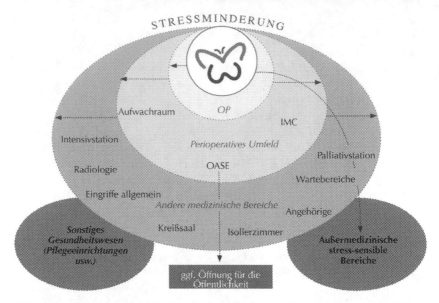

Abb. 3.3 Anwendungsmöglichkeiten der AFRO-Konzeption, ausgehend vom Operations-bereich. OASE: Operativ-ambulante stationsersetzende Einheit

- Befreiung des Operationssaals von allen nicht unbedingt erforderlichen Kabeln und sonstigen verzichtbaren Bestandteilen, um eine angenehme, ergonomische und unfallsichere Arbeitsumgebung für die Mitarbeiter zu schaffen (s. u.).

Andererseits hat sich schnell gezeigt, dass ein technisches und organisatorisches Konzept, das die hohen Anforderungen eines Operationsumfeldes erfüllt, ohne all-zu große Änderungen auch auf andere Teile eines Krankenhauses[1] oder auch des betrieblichen Gesundheitsmanagements – und sogar über den Medizinbereich hin-aus – übertragen werden kann. In Abb. 3.3 ist dies schematisch dargestellt, wobei die Details keine Vollständigkeit beanspruchen und im Einzelnen erst weiter unter erklärt werden[2]:

---

[1] Inzwischen gibt es auch positive Kasuistiken bei internistischen Interventionen.

[2] Nicht in diesem Schema berücksichtigt sind Aspekte der Mitarbeiter, die weiter unten ge-sondert besprochen werden.

Die einzelnen Kern-Arbeitsfelder von AFRO

4

4.1 Individuelle Audiovision

Angesichts der überragenden Bedeutung der Audiovision, die sich in gleich mehreren der sechs Arbeitsfelder niederschlägt, sollen hier zunächst einige übergeordnete Gesichtspunkte erörtert werden.

In gewisser Hinsicht können Sehen und Hören hinsichtlich der Rezeption als Einheit aufgefasst werden. Insofern liegt es nahe, Menschen aufeinander abgestimmte Seh- und Höreindrücke zuzuführen, um die Stimmung im positiven Sinne zu beeinflussen und Angst und Stress zu minimieren – z. B. durch Musik, Farben, Formen oder auch bewegte Bilder bzw. Filme, welche naturgemäß einen noch stärkeren Eindruck erzeugen.

Nun ist es prinzipiell zwar das Nächstliegende, eine Auge und Ohr „schmeichelnde" Umgebung zu schaffen, die eine Wohlfühlatmosphäre verbreitet („Makro-Audiovision"). Der Nutzen von Musik oder anderen akustischen Eindrücken, welche z. B. über Kopfhörer dargeboten werden, ist schon länger belegt (Ayoub et al. 2005; Arai et al. 2008; Bailey et al. 2010). Insofern darf man weitere Vorteile erwarten, wenn man die akustischen Eindrücke durch visuelle Komponenten ergänzt. Dies kann mit vielen verschiedenen technischen Lösungen erreicht werden, etwa mit Lichtstrahlern („Beamern") oder Bildschirmen (s. u.). Allerdings stoßen solche Bemühungen dort an Grenzen, wo die Gefahr besteht, dass Arbeitsabläufe beeinträchtigt werden; dies wäre z. B. im Operationssaal mit seinen speziellen und immer wieder wechselnden Helligkeitsanforderungen zu erwarten, erst recht bei bewegten Lichteffekten. Hinzu kommt, dass Patienten nicht selten das dortige Ambiente sowieso *per se* als furchteinflößend empfinden, weil sie sich vor dem

© Springer-Verlag Berlin Heidelberg 2015
H. Sauer, *Der angstfreie Operationssaal*, essentials,
DOI 10.1007/978-3-662-45184-7_4

21

fürchten, was dort geschieht. Dies spiegelt sich z. B. in immer wieder zu hörenden Aussagen wider, man wolle von der gesamten Prozedur „nichts sehen und nichts hören". Daher ist zu erwarten, dass Bemühungen, *innerhalb* dieser Umgebung stimmungsaufhellende visuelle Ablenkung anzubieten, etwa über Bildschirme oder Strahler, nur in begrenztem Umfang zum gewünschten Erfolg führen.

Vielmehr erscheint es folgerichtig und wirkt auf viele Patienten erleichternd, ihnen in den eigentlichen Eingriffsräumen, sofern keine Narkose stattfindet, eine *komplette audiovisuelle Entkopplung* von der Umgebung zu ermöglichen und sie in virtuelle Welten zu „entführen", als deren Teil sie sich im Idealfall fühlen[1]; selbst die teilweise Entkopplung durch Präsentation von Filmen über einen kleinen, gesichtsnahen Bildschirm hat schon signifikante Effekte hinsichtlich Blutdruck und Patientenzufriedenheit erbracht (Masoudifar et al. 2013). Noch besser entkoppeln kann man indes die Patienten über bildgebende Brillensysteme, die Filme oder auch abstrakte (suggestive) Inhalte anbieten. Wenn das Angebot dann noch dreidimensional daherkommt, wird die Illusion der virtuellen Umgebung nochmals verstärkt. Aus Patientensicht kann also die Abschirmung gegen die Umgebung in bestimmten Situationen ein ausschlaggebender Vorteil der Mikro-Audiovision sein.

In der Tat zeigen Patienten, welche aus ihrer Umgebung ausgekoppelt sind, bei potentiell unangenehmen medizinischen Maßnahmen wie dem Legen einer Venenverweilkanüle oder dem Anlegen einer Regionalanästhesie deutlich geringere Schmerz- oder Unbehagensreaktionen; auch die typische, oben beschriebene Stressentwicklung aufgrund einer negativen Erwartungshaltung ist offenbar deutlich gemildert (Abb. 4.1).

Die Verwendung von Brillen anstatt von Bildschirmen (oder vergleichbaren „großen" Lösungen) im OP erweist sich überdies auch in Bezug auf viele Arbeitsabläufe als zweckmäßig. So lässt sich eine Umlagerung oder auch ein Transport eines Patienten, der eine Videobrille benutzt, sehr viel problemloser bewerkstelligen, als wenn er einen Bildschirm ansehen würde (welcher dann umpositioniert bzw. mittransportiert werden müsste). Auch in potentiell Klaustrophobie erzeugenden Situationen hat sich die die Mikro-Audiovision so überzeugend bewährt (Abb. 4.2), dass es lohnend erscheint, sie in vergleichbaren Zusammenhängen einzusetzen bzw. nutzbar zu machen, etwa die Kernspintomographie (was natürlich aufgrund der dabei auftretenden starken Magnetfelder eine technische Herausforderung bedeutet).

Individuelle Audiovision wird im Vergleich zu Bildschirmen oder vergleichbaren Lösungen also insbesondere dort ihre Stärken ausspielen, wo es darauf ankommt,

---

[1] Hierfür hat sich der Fachbegriff „Immersion" eingebürgert.

Abb. 4.1 Entspanntes
Anlegen einer Venenver-
weilkanüle bei gleichzeiti-
ger Videobetrachtung

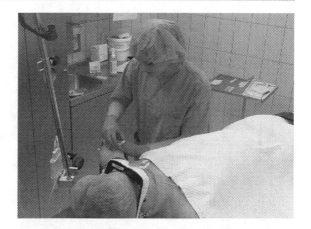

Abb. 4.2 Anwendung
einer Videobrille in einer
potentiell Klaustrophobie
erzeugenden Situation bei
einer Schultergelenksarthro-
skopie in Plexusanästhesie
ohne Vollnarkose (hier:
unmittelbar vor der Ver-
dunklung des OP-Saals und
Beginn der eigentlichen
Operation)

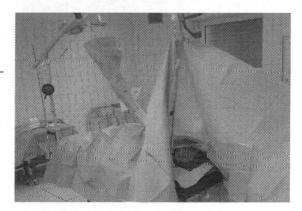

- Patienten aus einer ihnen bedrohlich erscheinenden Umgebung auszukoppeln,
- eine Miniaturisierung bzw. Mobilität der Geräte anzustreben,
- eine Beeinträchtigung von Arbeitsabläufen durch Verwendung von Bildschirmen oder Strahlern zu vermeiden und/oder
- Kosten und Aufwand für eine Installation zu sparen.

Angesichts dieser Vorteile wurden die Verfahren der individuellen Audiovision inzwischen auch in anderen Bereichen erfolgreich erprobt, etwa auf der Intensivstation, wo sie sogar gelegentlich bei beatmeten Patienten eingesetzt werden, oder in
der interventionellen Angiologie (Abb. 4.3), und zwar gerade bei solchen Patienten, die zuvor (anderswo) leidvolle Erfahrungen mit ähnlichen Eingriffen gemacht
hatten und daher besonders ängstlich waren.

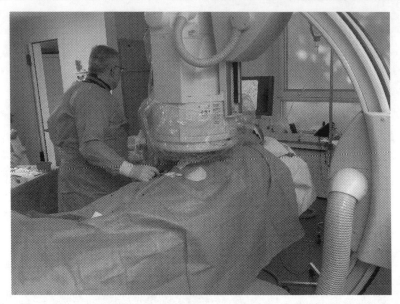

Abb. 4.3 Individuelle Audiovision bei einem angiologischen Eingriff (multiples Stenting)

Trotz aller Vorzüge (Tab. 4.1) stößt die Verwendungstauglichkeit einer Audiovisionsbrille an bestimmten Punkten an Grenzen. So wird das Tragen von manchen Menschen auf die Dauer als unkomfortabel empfunden (s. u.), und im Übrigen können auch erwünschte Kontakte, z. B. seitens der Operateure, erschwert sein. Im klinischen Alltag indes wirkt sich dies nur unwesentlich aus.

Unter den erprobten technischen Lösungen für individuelle Audiovision sind grundsätzlich zwei alternative Verfahren zu unterscheiden, die beide ihre Berechtigung haben und ihre Praxistauglichkeit im Operationsbetrieb unter Beweis ge-

Tab. 4.1 Synoptische Darstellung der jeweiligen Vorteile von bildgebenden Brillen und Bildschirmen zur Audiovision

Pro Brille	Pro Bildschirm
Entkopplung von der Umgebung (Immersion)	Bequemlichkeit (Berührungsfreiheit)
Möglichkeit der Umlagerung	Keine persönliche Justierung nötig
Transportfähigkeit	Geringerer Hygieneaufwand
Keine Störimpulse an die Umgebung	Leichtere Kontaktierbarkeit
Unmittelbare 3D-Fähigkeit	
Kein Installationsaufwand	

stellt haben, nämlich zum einen Videobrillen, welche technisch gesehen wie ein Bildschirm funktionieren, und Suggestionsbrillen, welche Lichtimpulse über die geschlossenen Augenlider abgeben. Beide werden im Folgenden beschrieben.

Videobrillen

Es gibt eine Reihe von Videobrillen in unterschiedlicher Qualität und Preisgestaltung auf dem Markt. Wie schon oben erwähnt, sind für den klinischen Alltag 3D-fähige Videobrillen zu bevorzugen, um den Patienten möglichst eine perfekte Entkopplung von der angstbereitenden Umgebung zu ermöglichen[2]. Wichtig ist natürlich, dass eine Fehlsichtigkeit durch eine einfach durchzuführende (!) Einstellung des optischen Systems ausgeglichen werden kann. Was die Bildauflösung betrifft, so spielt sie laut unseren Patientenbefragungen zwar eine wichtige, aber keine überragende Rolle, so dass im Zweifel eine handlichere Videobrille einer etwas besser auflösenden, jedoch umständlicher zu bedienenden, vorzuziehen ist.

Da handelsübliche Videobrillen normalerweise nicht für den Einsatz im Operationssaal konzipiert sind, sind hier ggf. Anpassungsmaßnahmen nötig. So haben sich etwa herkömmliche Kopflagerungsschalen in dieser Hinsicht als weitgehend ungeeignet erwiesen; des Weiteren wäre es viel zu umständlich, die Videobrillen bei jedem neuen Patienten jeweils durch den Wechsel von Nasenadaptern an die individuelle Physiognomie anzupassen (wie es normalerweise nötig wäre). Aus diesem und ähnlichen Gründen wurde im Rahmen von AFRO eine spezielle Kopflagerungsschale entwickelt, die u. a. eine positionsunabhängige Videobetrachtung gestattet, also in Bauch-, Seiten- und Rückenlage (siehe Abb. 4.1, 4.2, 4.4 und 4.5). Diese Lagerungsschalen haben sich im Übrigen auch bei Vollnarkosen bewährt, nicht zuletzt auch dann, wenn die Patienten nach der Einleitung noch einmal umgelagert werden müssen, denn der ganze Lagerungsvorgang wird dadurch vereinfacht, und das Gesicht und die Augen werden vor akzidentellen Verletzungen zusätzlich geschützt.

Die Videobrillen haben sich zur Vorführung von Filmen bewährt, und zwar vor, während und nach Operationen. Anfangs noch ausschließlich bei Regionalanästhesien eingesetzt, erfreuen sich die Brillen inzwischen auch im Vorfeld von Vollnarkosen großer Beliebtheit, wo sie teils unmittelbar bis zur Narkoseeinleitung eingesetzt werden, ohne dass der Patient zwischendurch (z. B. durch Ansprache) noch einmal aus seiner Filmwelt „geholt" wird. Nach der Operation geäußerte Pa-

---

[2] Allerdings spielt die 3D-Fähigkeit bei älteren Patienten aufgrund der schwächeren Sehleistungen eine nicht ganz so große Rolle.

Abb. 4.4 Filmbetrachtung
bei einer Operation in
Bauchlage. Zu der verwen-
deten Kopflagerungsschale
s. Text

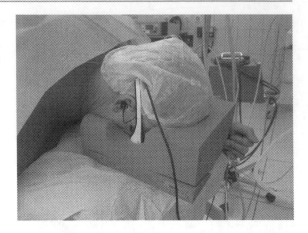

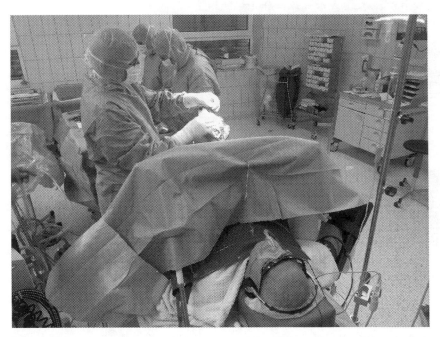

Abb. 4.5 Verwendung eines Suggestionssystems während einer Operation (Oberschenkel-
amputation) in Regionalanästhesie

tientenwünsche, den Film doch bitte noch zu Ende sehen zu dürfen, unterstreichen die erfolgreiche Entkopplung aus der Angstumgebung und werden gern erfüllt. Damit ist indes bereits der Bogen hin zum stationären Sektor und aus dem Operationsbereich hinaus gespannt, ein u. E. folgerichtiger Vorgang.

Von Anfang an haben wir die Filmvorführungen hinterher mit stichprobenartigen Patientenbefragungen verknüpft, wobei alle relevant erscheinenden Aspekte berührt wurden. Auffällig war, dass bereits in der Anfangsphase – trotz damals noch zahlreicher technischer Problemnennungen und unbefriedigter inhaltlicher Wünsche – ein fast durchweg positives Urteil über die Gesamtkonzeption erging. Natürlich gab und gibt es auch Patienten, die aus den verschiedensten Gründen kein Filmangebot nutzen können oder wollen, und selbstverständlich wird niemandem etwas aufgedrängt. Von denen jedenfalls, die in den „Genuss" kommen, bewerten nach unseren Erfahrungen rund 80 bis 90 % die Videovorführungen als „echten Wohlfühlfaktor".

Was die inhaltliche Seite betrifft, so stellte sich bald heraus, dass die anfängliche Konzentration auf entspannende Inhalte (z. B. musikunterlegte Naturfilme) zu einseitig war. Insbesondere von jüngeren Leuten kamen deutliche Signale, dass für sie der Aspekt der Ablenkung sehr viel wichtiger sei als der der Beruhigung (Tab. 4.2). Offenbar müssen wir lernen, die Patienten dort „abzuholen", wo sie mit ihrem Gemütszustand gerade sind, anstatt zu versuchen, ihnen Entspannung „überzustülpen", was zum Scheitern verurteilt wäre. Offenbar sind ohnehin eine Reihe von Patienten in solchen Momenten ausschließlich für starke, plakative Inhalte überhaupt erreichbar. Wir haben darauf reagiert, indem wir das Repertoire erheblich erweitert haben, u. a. mit Original-Mitschnitten aus dem Motorsport. Generell bestätigte sich die oben besprochene Minderung der Wahrnehmungsfähigkeit: Filme mit anspruchsvollem, kompliziertem Handlungsgefüge sind deutlich weniger gefragt als einfache, die durch starke Bilder wirken. Humoristische Inhalte hingegen kommen bei den meisten Patienten gut an.

Überhaupt ist es selbstverständlich, dass jegliche konfliktträchtige oder möglicherweise traurig stimmende Inhalte ausgeschlossen sein müssen. Hierzu zählen

Tab. 4.2 Gefragte Inhalte

♂	Action, Stunts, Western, Technik, Musik
♀	Mode, Natur, Spielfilmserien, Musik
Ältere	Natur, Reisen
Jüngere	Action, Sport („Ablenkung statt Beruhigung"), 3-D
Alle Altersgruppen	Humoristisches (Cave: Geschmacksunterschiede) Keine anspruchsvollen oder komplizierten Inhalte

auch eine Reihe von Naturfilmen, etwa solche, die Jagdszenen von Tieren oder die Gefährdung von Naturräumen zeigen.

Im Übrigen ist es technisch problemlos möglich, den Patienten über die Videobrillen außer Filmen auch ganz andere Inhalte zuzuführen. Dies können z. B. Fernsehprogramme, einfache Computerspiele, E-Books, Denksportaufgaben, Biofeedback, aber auch Simulationen virtueller Welten sein, in welchen sich die Patienten „bewegen" können[3]. Solche Möglichkeiten sind für den allgemeinen Markt bereits verfügbar und müssen ggf. für unseren speziellen Bedarf angepasst werden, insbesondere was die Bedienelemente betrifft, denn es ist in erster Linie natürlich wichtig, dass der Patient nicht durch Handbewegungen o. ä. die Arbeitsabläufe stört. Eine Vereinfachung der Datenspeicherung und -übertragung mittels drahtloser IT-Vernetzung wird für die Zukunft angestrebt. Gleichzeitig wäre hiermit auch eine Grundlage geschaffen, Inhalte von Mikro- und Makro-Audiovision im Rahmen eines integrierten Gesamtkonzeptes anzubieten (s. u.).

Suggestionsbrillen

Ein anderes Konzept individueller Audiovision, welches auf noch mehr Multisensorik setzt, kommt aus der Wellness-Branche und hat bereits bei vielen Unternehmen ins betriebliche Gesundheitsmanagement Einzug gehalten. Inzwischen wird es auch im Rahmen von AFRO eingesetzt. Die Grundlage bildet ein spezielles Brillen-Kopfhörer-System, wobei über die Kopfhörer Musik oder aber positiv-suggestive Inhalte dargeboten werden. Das Spektrum dieser Suggestionen reicht von allgemeinen Entspannungshilfen bis hin zur gezielten Tiefensuggestion für bestimmte Situationen, wobei die Grenze zur Hypnose als fließend betrachtet werden kann (allerdings mit der Besonderheit, dass die zugeführten Inhalte standardisiert und damit nicht unmittelbar individuell angepasst sind). Die zugehörige Spezialbrille ist dazu gedacht, über die geschlossenen Augenlider Flackerimpulse zu vermitteln, deren Intensität bedarfsweise angepasst werden können und deren Rhythmus den Frequenzen der Hirnstromwellen im Entspannungszustand entsprechen.[4] Auf diese Weise soll quasi über Resonanzvorgänge die Entspannung unterstützt werden.

Auch dieses System hat sich so gut bewährt, dass es inzwischen fest im Operationsbereich etabliert ist (Abb. 4.5). Es sei allerdings erwähnt, dass nicht alle

---

[3] Dass die Erzeugung immersiver virtueller Realitäten selbst Schmerzen erträglicher machen kann, dafür gibt es inzwischen eindrucksvolle Belege, z. B. bei Verbrennungspatienten (Hoffman et al. 2000).

[4] Bemerkenswerterweise wird berichtet, dass die so erzeugten visuellen Erlebnisse denen bei einem „LSD-Trip" ähneln sollen.

Abb. 4.6 Multisensorische
Entspannung vor der Ope-
ration durch kombinierte
Rücken-, Hand- und Fuß-
massage und audiovisuelle
Suggestion

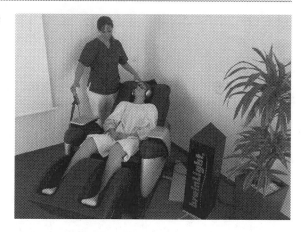

Patienten die Flackerimpulse als angenehm empfinden, und es bestehen auch
Kontraindikationen, etwa bei bekanntem Anfallsleiden. Solche Patienten können
selbstverständlich die Brille weglassen oder sie aber – ausgeschaltet – als Sicht-
schutz zur Abschirmung gegen die Umgebung (s. o.) nutzen.

Dieses Brillensystem ist wiederum vom Hersteller als Teil eines multisensori-
schen Ganzen konzipiert, zu dem auch ein Sessel mit integrierter, programmierba-
rer Rollenmassage für Rücken, Hände und Füße gehört. Wenngleich dieser Sessel
natürlich im eigentlichen Operationsbetrieb nichts zu suchen hat, leistet er in der
präoperativen Warteeinheit hervorragende Dienste (Abb. 4.6). Durch unterschiedlich lange, aufeinander abgestimmte audio-visuell-haptische Programme gelingt
es vielfach mit verblüffendem Erfolg, die Patienten präoperativ in eine positiv ent-
spannte Stimmung zu versetzen.

Und das Spektrum der Nutzungsmöglichkeiten von Suggestionsbrillen ist hiermit noch nicht ausgereizt. So können nach unseren Erfahrungen auch Schmerz-
patienten davon profitieren, und sogar mit Intensivpatienten liegen erste positive
Kasuistiken vor. Last but not least erfreut sich dieses System großer Beliebtheit
beim Personal, das in Dienstpausen oder auch nach Feierabend gern davon Ge-
brauch macht. Auf diese Weise lässt sich sehr leicht eine Brücke zum betrieblichen
Gesundheitsmanagement schlagen.

4.2 Umgebungsgestaltung

„Healing Environment"

Für eine Innenarchitektur mit einem besonderen Augenmerk auf eine gesundheits-fördernde Wirkung hat sich der englische Begriff „Healing Environment" einge-bürgert. Licht und Formgebung kommt hier eine herausragende Rolle zu.

Schon vor Jahren hat man versucht, die auch im übertragenen Sinne „sterile" Krankenhausatmosphäre etwas „wohnlicher" zu gestalten. Zu den ersten Anfän-gen zählte die Aufweichung des damals ehernen Grundsatzes, Krankenhauswäsche habe weiß zu sein. Die Einrichtung von „Wohnkreißsälen", die von Form- und Farbgestaltung her eher an Wohnzimmer erinnern, entspricht inzwischen weit-gehend dem Standard, und inzwischen werden immer mehr Patientenzimmer geschaffen, deren Ambiente und Ausstattung keinen Vergleich mit Luxushotels scheuen müssen. Auch andere Funktionsräume geraten inzwischen mehr in den Fokus einer modernen Krankenhausarchitektur, die auf die Empfindungen der Pa-tienten mehr Rücksicht nimmt, ohne den Medizinbetrieb zu beeinträchtigen.

Umgebungsgestaltung im Operationssaal

Im Operationssaal treffen die Interessen von mindestens zwei, meistens jedoch drei „Parteien" zusammen, nämlich Patient, Operations- und Anästhesieteam. Es ist kein Geheimnis, dass auch auf der Behandlerseite vielfach ein hohes Anforde-rungs- und Stressniveau besteht, so dass es nicht zuletzt eine Frage der Qualitätssi-cherung ist, bauliche Vorkehrungen zu treffen, um es in Grenzen zu halten.

Was zählt dazu? Die Psychophysiologie lehrt uns, dass der Mensch ein gewis-ses Maß an Stimulation für die einzelnen Sinnesorgane benötigt, was jedoch dort seine Begrenzung nach oben findet, wo das Gehirn mit der Verarbeitung überfor-dert ist und daher der Eindruck eines Chaos' entsteht. Daraus folgt:

> ⮞ In Räumlichkeiten wie dem Operationssaal, die notwendigerweise mit zahlreichen verschiedenen Geräten und Möbeln ausgestattet sind, sollte die Formensprache reduziert werden auf Einfaches (=weniger Auffälliges) und Vertrautes.

Von diesem Gesichtspunkt her ist z. B. die Frage zu stellen, ob Fliesen mit ihrem Fugenmuster als Wandverkleidung oder Fußboden nicht vielleicht einen Beitrag zur Reizüberflutung leisten und somit zum visuellen Stress beim Personal beitragen können. Überhaupt hat es sich ja inzwischen weithin herumgesprochen, dass scharfe Kanten und Ecken nicht nur mancherorts die Unfallgefahr erhöhen können, sondern einen besonders auffälligen visuellen Reiz darstellen, den man eher vermeiden sollte.

Vom Gesichtspunkt der Einfachheit und Vertrautheit her können z. B. geometrische Muster in geschwungenen Linien, aber auch natürlich vorkommende Formen in eher hellen, psychologisch entspannenden Farben aktuell sein.

Umgebungsgestaltung in vorgeschalteten Räumen

Während der Nutzen einer „positiven" Umgebungsgestaltung im eigentlichen Operationssaal weitgehend ausschließlich dem Personal zugutekommt, ist die Situation anders in den vorgeschalteten Räumlichkeiten, in denen die Patienten – meist schon auf den Operationstischen liegend – auf die Operation vorbereitet werden und anschließend darauf warten, in den eigentlichen Eingriffsraum gebracht zu werden. Hierbei handelt es sich entweder um einen speziell für *einen* Patienten vorgesehenen Vorraum des OP-Saals („Einleitungsraum") oder aber einem offenen, flurartigen Bereich, der im Englischen oft mit dem Begriff „Holding Area" belegt ist. Es gibt zweifellos gute Gründe, ein solches Konzept mit offenen Bereichen zu verwirklichen, andererseits dürfte die Stressgefährdung für die Patienten hier potentiell noch höher sein, und zwar aufgrund der vermehrten audiovisuellen Eindrücke.

Sowieso liegt es auf der Hand, dass der durchschnittliche situative Stress für die Patienten in den vorgeschalteten Räumlichkeiten ein recht hohes Niveau erreicht (Abb. 2.2). Dies lässt uns das Augenmerk darauf richten, solche Umgebungen möglichst „positiv" zu gestalten. Im Gegensatz zum eigentlichen Operationssaal entfallen hier ja die meisten Argumente, die dort gegen eine bevorzugte Berücksichtigung der Patientenbedürfnisse bei der Umgebungsgestaltung sprechen.

Entsprechend der Blickrichtung des liegenden Patienten ist die Raumdecke der wichtigste Teil, wenn es um eine erfolgreiche visuelle Gestaltung geht, aber auch die Wände und Einrichtungsgegenstände, insbesondere ihre oberen Teile, haben Bedeutung. Hat man einen separaten Einleitungsraum, so kann man z. B. ein gedämpftes farbiges Licht installieren, welches langsam die Farbe wechselt. Bereits diese einfache Lösung übt auf viele Patienten einen beruhigenden Effekt aus. Helles, schnell wechselndes Licht oder auch – bei mehrfarbigem Licht – scharf konturierte Farbgrenzen wären hingegen weniger hilfreich, weil hierdurch ein Aufweckeffekt erzielt würde. Aus dem gleichen Grund wäre auch zu diskutieren, inwieweit die Illusion eines mittäglichen, also hellen Himmels, wie sie von verschiedenen

Herstellern inzwischen angeboten wird, in *diesem* Zusammenhang nützlich wäre. Das Polarlicht mit seinen weichen, fließenden Übergängen könnte vielleicht eher Vorbild sein für unsere Zwecke.

Natürlich wird es immer wieder nötig sein, für medizinische Tätigkeiten, wie das Anlegen einer Infusion oder einer Regionalanästhesie, das „normale" Licht einzuschalten (es sei denn, man kann sich mit einer lokalen Beleuchtung begnügen).

Alternativ oder zusätzlich bietet sich auch hier die Nutzung von Bildschirmen an, wobei im Idealfall Bildschirme und Videobrillen IT-gesteuert so zusammengeschaltet sind, dass sie jeweils dieselben Inhalte zeigen und so quasi übergangslos hintereinander benutzt werden können. Und selbstverständlich lässt sich natürlich auch die Umgebungsbeleuchtung an die Bildschirminhalte harmonisch anpassen, wie dies bereits jetzt auf dem Unterhaltungsmarkt angeboten wird. Beruhigende Musik kann hier hervorragend zur Abrundung beitragen, was der Erfahrung nach auch das Wohlbefinden des Personals positiv beeinflusst.

Für den Fall, dass ein separater Warteraum nicht zur Verfügung steht, sollte trotzdem darauf geachtet werden, dass die Patienten sich nicht „wie in einer Bahnhofshalle" fühlen. Im visuellen Bereich bedeutet das, dass man ihm z. B. mit Schiebevorhängen, Jalousien o. ä. eine (von außen leicht zugängliche) „eigene" Räumlichkeit schafft und dem Patienten Geborgenheit vermittelt. Die Vorhänge müssen dabei nicht tiefer als zur Höhe des OP-Tisches herabhängen, was z. B. die Hygiene erleichtert. Innerhalb dieses „Zeltes" ist wiederum Platz für visuelle Effekte der beschriebenen Art. Ein entsprechender Prototyp mit minimalem Platzbedarf, der sich obendrein auch leicht nachrüsten lässt, hat im Klinikum Westfalen inzwischen wertvolle Dienste geleistet, die keiner mehr missen möchte (Abb. 4.7). Allerdings ist auch hier noch Entwicklungspotenzial vorhanden, um die Auskopplung, etwa im Akustiksegment, zu perfektionieren.

Im Übrigen gilt das, was für die „Holding Area" gesagt wurde, natürlich auch für Aufwachräume, Aufenthaltszonen für ambulante Patienten usw., mit der Ausnahme, dass hier eher helleres Licht vorherrschen sollte.

Flure und Übergangsbereiche

Bisher haben wir uns lediglich mit Räumlichkeiten beschäftigt, in denen sich Patienten *aufhalten*. Es erscheint aber nicht überflüssig, daneben auch das Augenmerk auf die Transportbereiche zu richten: Flure und Schleusen.

Wenn man den Äußerungen der Patienten glauben soll, so fühlen sie sich dort nämlich besonders angespannt; erfahrene Pflegepersonen, die z. B. häufig schleusen, werden dies bestätigen können.

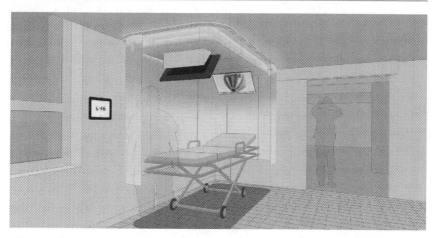

Abb. 4.7 Schematische Darstellung eines „Patientenzeltes" in einer „Holding Area" (Prototyp; Wiedergabe mit freundlicher Genehmigung von Philips Research, Eindhoven/NL)

Jedenfalls braucht man in diesen Bereichen für eine etwaige Bildbewegung nicht zu sorgen: Der Patient befindet sich ja bereits selbst in Bewegung. Allerdings wird gerade die Decke eines Krankenhausflures mit ihrem eintönigen, regelmäßigen Muster (häufig durch Lampen vorgegeben) nicht selten als überaus quälend von den transportierten Patienten empfunden.

Indes können hier, wo also bewegte bzw. veränderliche Bilder kaum Vorteile bieten würden, malerisch-farbliche Gestaltungen eine preiswertere Alternative darstellen, indem man durch psychologisch geschickte künstlerische Farb- und Motivwahl ohne großen Aufwand eine Wohlfühlatmosphäre schafft, die auch das Personal anspricht.

4.3 Duft

Das große Feld der Düfte und ihrer medizinischen Anwendung ist inzwischen eine eigene Wissenschaft geworden. Der Geruchssinn als archaischer Sinn ist in enger Weise mit Emotionen verknüpft, weswegen er schon von alters her Ziel vieler Anstrengungen gewesen ist, Gefühle gezielt zu beeinflussen, sei es ganz persönlich (Parfüm) oder auch in größerem Stil (Kaufhausbeduftung, um Kunden zum Kauf zu bewegen). Immerhin ist die zeitlose Attraktivität solcher Maßnahmen ein Beleg für ihre Wirksamkeit.

Dass Düfte auch therapeutisch genutzt werden können (Stichwort: Aromatherapie), ist seit Jahrhunderten bekannt, geriet aber zumindest in der Schulmedizin zwischenzeitlich mehr oder weniger in Vergessenheit und erlebt nunmehr eine gewisse Renaissance (Übersicht bei Wabner 2011). Selbst Schmerzen werden nach australischen Forschungen leichter erträglich, wenn bestimmte Düfte zum Einsatz kommen (Prescott et al. 2007). Doch neben dem möglichen medizinischen Nutzen ist es unbestritten, dass Düfte die Stimmung eines Menschen wesentlich beeinflussen können, und schon das ist für uns Grund genug, die Aromatherapie für unsere Zwecke einzusetzen. Ihre Möglichkeiten und Grenzen gilt es mit Augenmaß auszuloten. Wie sieht es konkret damit aus?

- Die emotionale Implikation der einzelnen Düfte ist interindividuell außerordentlich verschieden und hängt stark ab von persönlichen Erfahrungen.
- Unabhängig von der persönlichen Bewertung entfalten Duftstoffe psychotrope und auch sonstige medizinische Wirkungen und können daher gezielt für bestimmte Indikationen eingesetzt werden.
- Natürliche Duftstoffe sind praktisch immer Gemische und entfalten wesentlich umfangreichere therapeutisch nutzbare Wirkungen als künstlich hergestellte Einzelsubstanzen; hier scheint vielfach ein überadditiver Effekt der einzelnen Komponenten vorzuliegen.
- Düfte können nur relativ kurze Zeit wahrgenommen werden, danach werden die Geruchsrezeptoren vorübergehend refraktär.
- Duftstoffe können Allergien auslösen.
- Duftstoffe sind häufig chemisch aggressiv und greifen z. B. viele Kunststoffe an.
- Duftstoffe sind feuergefährlich (ebenso wie Narkosemittel!). Somit sind die Kautelen der Betriebssicherheitsverordnung (BetrSichV) zu beachten.
- Die Gewinnung natürlicher Duftstoffe ist aufwendig, was sie teuer macht.

Ein Hauptargument von Kritikern des Duftstoffeinsatzes in Eingriffsräumen leitet sich insbesondere aus dem Allergiepotential von Duftstoffen ab, ein durchaus ernstzunehmendes Kriterium. Es gibt noch weitere Gründe, von einer Beduftung von Räumen abzusehen, in denen sich Menschen *zwangsläufig* aufhalten müssen, etwa das Risiko der Belästigung einzelner (vor dem Hintergrund der sehr unterschiedlichen individuellen Geruchsassoziationen). Dies führt zu der Forderung, eine Beduftungsmöglichkeit zu entwickeln, die bei minimalem Verbrauch nach entsprechender Befragung bzw. Testung nur dem Patienten selbst zugeführt wird, ohne dass andere davon behelligt werden; das Stichwort lautet: Individualbeduftung. Hierfür sind inzwischen verschiedene Ansätze entwickelt bzw. erprobt worden.

Diese Düfte können in analoger Weise auch Patienten mit einer nichtinvasiven Beatmung, etwa auf der Intensivstation, zugeführt werden. Ggf. sind als Generatoren hierfür auch die Vernebler für die Inhalationstherapie geeignet.

4.4 Lagerung und Komfort

Dem Gebiet des Lagerungskomforts wurde in den letzten Jahren von vielen Seiten Beachtung geschenkt. Hierdurch hat es in der Tat Fortschritte gegeben, etwa hinsichtlich des Unterlagenmaterials oder auch bei dem wichtigen Thema des Körperwärmeerhalts bzw. der aktiven Wärmezufuhr. Diese Errungenschaften betrachten wir als selbstverständliche Bestandteile einer modernen Patientenbehandlung. Aber gibt es nicht noch mehr Handlungsbedarf?

Es eine altbekannte Erfahrungstatsache, dass Patienten im Gefolge von Operationen immer wieder über Rückenschmerzen klagen, was unter anderem als Folge des erzwungenen Stillliegens auf dem Operationstisch zu werten ist, da der Kapillarverschlussdruck an den Auflagestellen teils unter dem hydrostatischen Druck liegt. Insbesondere ältere und korpulente Patienten sind hier gefährdet, und deren Anteil am Patientenaufkommen nimmt bekanntlich zu. Regungsloses Liegen führt also unweigerlich zu einer verschlechterten Durchblutung an den Auflagestellen mit der Folge einer Gewebeübersäuerung, welche wiederum ein Gefühl des Unbehagens auslöst und einen Menschen normalerweise veranlasst, seine Körperlage zu verändern, auch (unbewusst) im Schlaf. Geschieht dies nicht, so resultieren Schmerzen und Verspannungen, und es entsteht bei längerer Dauer sogar ein Dekubitus.

Nun ist ja bekannt, dass Massagen die Durchblutung gerade an den Auflagestellen verbessern, und ohnehin haben wir bereits weiter oben über den sehr wohltuenden Effekt maschineller Massagen auf das präoperative Befinden von Patienten berichtet. In der Tat haben die Rückmeldungen unserer Patienten die Erwartungen übertroffen, so dass Massagen inzwischen zur präoperativen Routine bei uns gehören. Selbstverständlich liegt es da nahe, solche Maßnahmen auch intraoperativ zu erwägen. Tatsächlich gibt es inzwischen Erfahrungen mit intraoperativen Vibrationsmassagen. Natürlich können hierfür keine handelsüblichen Massagematten verwendet werden, doch Prototypen mit entsprechenden Modifikationen haben bei einer Reihe von Operationen gezeigt, dass sie ohne merkliche Beeinträchtigung der chirurgischen Abläufe effektiv einsetzbar sind. So kann ein entscheidender Beitrag zum Wohlgefühl wacher Patienten geleistet werden, doch kommt die Anwendung auch bei Narkotisierten in Frage: Patientenangaben zufolge ist diese Maßnahme sogar in der Lage, selbst vorbestehende Rückenschmerzen zu lindern – was sich durch die pathophysiologischen Zusammenhänge erklärt.

Es ist übrigens aus demselben Grunde zu erwarten, dass vergleichbare Maßnahmen auch einen Beitrag zur Wundheilung oder zum Dekubitus-Schutz, etwa auf der Intensivstation leisten können.[5]

4.5 Sicherheit

Entkabelung und Entschlackung des Operationssaales

Operationssäle sind vielfach voll von hochspezialisierten, aber sensiblen Geräten. Ihre Bedienung unterliegt immer den menschlichen Irrtumsmöglichkeiten, die hygienische Pflege ist manchmal herausfordernd, und die nötigen Leitungen können Stolpergefahren begründen.

Nun bringt es die Einführung von AFRO zwangsläufig mit sich, dass noch weitere Geräte und Kabel in den Operationssaal eingebracht werden. Dadurch gewinnt die Überlegung erst recht an Gewicht, ob nicht – ähnlich wie aktuell in der Luftfahrtindustrie (Leetz 2013) – insgesamt eine „Entschlackung" des Operationssaales sowohl die Sicherheit verbessern als auch zum Wohlbefinden von Patienten und Beschäftigten beitragen könnte. Damit verbunden ist, dass nicht nur ein Defizit, sondern auch ein Überschuss an Informationen zu Stressreaktionen führen kann (Hüther 2012, S. 43)! Folglich gilt es dafür zu sorgen, dass jeder Mitarbeiter genau mit den für ihn wichtigen Informationen versehen und insbesondere von unerwünschten Eindrücken verschont wird. Im Internetzeitalter kann man es plakativ übertragen ausdrücken: Die Spamflut muss eingedämmt werden. Indem die Aufmerksamkeit der Mitarbeiter nicht durch Überflüssiges von ihren eigentlichen Aufgaben abgelenkt wird, können sie ihre Arbeitskraft ökonomischer, ergonomischer und auch sicherer einsetzen. Hierzu zählt, die Vielzahl von Steuerungseinrichtungen auf wenigen Geräten zusammenzufassen (z. B. Tablet-PCs). Ferner sollten die visuellen und akustischen Signale – und erst recht die Alarme! – auf das Nötigste beschränkt und ausschließlich den eigentlichen Adressaten zugeführt werden, ohne die übrigen Beteiligten zu behelligen (s. auch unten).

Ein weiterer Beitrag zur Sicherheit dürfte darin liegen, die zahlreichen Kabel im Operationssaal zugunsten kabelloser Verbindungen z. B. für Monitore bzw. elektrische Geräte zu beseitigen. Dies wird sowohl Stolpergefahren und Verheddern beseitigen als auch einen signifikanten Beitrag zur Hygienesicherheit leisten.

---

[5] Solche Anwendungen finden bereits statt, was wiederum einen weiteren Beleg für den grundsätzlichen Wert des Konzepts darstellt. Siehe hz. z. B. Müller et al. 2012.

Verwechslungssicherheit

Ein in letzter Zeit international immer stärker beachtetes Thema ist das der Verwechslungssicherheit, und längst ist es auch – nicht ohne Grund – Gesprächsgegenstand unter Laien. Auch wenn es insgesamt nur sehr seltene Ereignisse sind, so lösen tragische Fälle von Namens- oder auch Seitenverwechslung jedes Mal ein überaus großes Medienecho aus und tragen somit zum Misstrauen der Patienten in den Medizinbetrieb als Ganzes, aber auch in eine konkrete Einrichtung bei. Um solche Fälle zu vermeiden, werden die Patienten im Vorfeld von Operationen konsequenter als früher von den verschiedenen Behandlergruppen (Pflegekräften, Anästhesisten, Operateuren) befragt, um einen Abgleich zu erreichen. Doch hier gibt es wiederum zwei Probleme: Erstens, was ist, wenn ein Patient – vielleicht unter dem Einfluss von Beruhigungsmitteln und/oder seiner Stressbelastung – unzutreffende Angaben macht und dadurch z. B. an der falschen Körperseite operiert wird? Und zweitens lehrt die Erfahrung, dass wiederholte Sicherheitsabfragen in der besonders sensiblen Phase der Operationsvorbereitung bei einer Reihe von Patienten den gegenteiligen Eindruck des eigentlichen Ansinnens erzeugen, indem unfreiwillig dem Patienten gegenüber Unsicherheit suggeriert wird. Dies wiederum fördert nicht gerade das Vertrauen der Patienten und schürt dadurch ihren Stress zusätzlich.

AFRO indes sucht auch auf diesem Gebiet, für ein Mehr an – realer und gefühlter – Sicherheit zu sorgen und so den Stress bei allen Beteiligten zu mindern, ohne dass dies zu neuen Zeitverlusten führt (wie sie z. B. für das – prinzipiell begrüßenswerte – in jüngerer Zeit eingeführte sog. Team-Time-out unvermeidlich sind). Hierzu können die weiter oben besprochenen audiovisuellen Elemente einen wertvollen Beitrag leisten, indem etwa im Rahmen des Einschleusungsvorgangs oder auch in der Vorbereitungsphase die relevanten Daten – für alle Beteiligten gut erkennbar – auf Bildschirmen bzw. auch den Videobrillen dargestellt werden. Hierbei besteht für die Beteiligten die Möglichkeit – ggf. auch nacheinander –, ihren ganz persönlichen Abgleich durchzuführen. Als Datenquelle wiederum kommt das Krankenhaus-Informationssystem (KIS) in Frage, das anhand der inzwischen weit verbreiteten Patienten-Identifikationssysteme (z. B. Armbänder) die entsprechenden Angaben bereitstellt. Bei Vorhandensein von Audiovisionselementen ist es also „lediglich" ein IT-Problem, hierfür die notwendigen Schnittstellen und Kompatibilitäten bereitzustellen. Ein solcher Begrüßungstext könnte etwa folgendermaßen lauten:

Herzlich willkommen, Frau *Erika Meier*, im OP des ...-Krankenhauses. *Herr Prof. Dr. Wolfgang Müller* und sein Team werden bei Ihnen den *linken Hammerzeh* operieren; Ihre Anästhesistin ist *Frau Dr. Barbara Schulz*.

Durch einen solchen Text soll sich also der Patient nicht nur persönlich angespro-
chen fühlen, sondern es ist auch für ihn – und das OP-Team – eine Bestätigung gegeben, dass nichts verwechselt wird, mithin ein Beitrag sowohl zur Beruhigung des
Patienten als auch zur Verwechslungssicherheit. Und bei evtl. doch vorhandenen
Unstimmigkeiten könnte sofort reagiert werden.

4.6 Differenzierte Raumakustik

Die Raumakustik ist ein derart wichtiges – und technisch abgegrenztes – Gebiet,
dass wir sie thematisch von den übrigen Arbeitsfeldern getrennt behandeln, obwohl sich zahlreiche Schnittmengen ergeben. Es gibt verschiedene, auch durch
Studien belegte, Hinweise, dass Lärm im Operationssaal das Operationsergebnis
negativ beeinflusst, wobei die genauen Ursachen bisher noch nicht bekannt sind
(Engelmann 2013). U. a. sind auch gerade plötzliche Geräusche wie etwa ein hin-
fallender Gegenstand, ein klingelndes Telefon oder auch ein ungezielter Alarm der
Konzentration abträglich (Barach 2013). Dass dies einen wachen Patienten ebenfalls stört, ist belegt (Ayoub et al. 2005), wobei nicht auszuschließen ist, dass selbst
narkotisierte Patienten Stressreaktionen entwickeln.

Bereits weiter oben haben wir auf die Notwendigkeit einer allgemeinen Dämp-
fung von Geräuschen und auf den zu erwartenden günstigen Einfluss auf den Stress
der Beteiligten hingewiesen.

Im Operationssaal – und auch anderen Bereichen – geht es indes um mehr: Wir
haben es mit mindestens zwei, meist jedoch drei „Teams" (Abb. 4.8 und 4.9) zu
tun, die jeweils unterschiedliche akustische Interessen haben: Patient, Operateure
und Anästhesieteam. Alle diese Interessen müssen sich natürlich dem übergeord-
neten Ziel, dem erfolgreichen Operationsablauf, unterordnen, und in diesem Sinne müssen Kompromisse hinsichtlich der Akustik in dem eng begrenzten Raum
„Operationssaal" gefunden werden. Akustische Signale, die für den einen Beteiligten notwendig und nützlich sind, werden von einem anderen als störender Lärm
wahrgenommen und verursachen Stress. Dies führt zu der Überlegung, inwieweit
es möglich sein könnte, über ein differenziertes Akustikmanagement etwas zum
Wohlbefinden der Beteiligten und gleichzeitig auch zur Qualitätssicherung tun
zu können. Zum einen geht es um die Kommunikation der Beteiligten, die für
das Bewältigen der konkreten Arbeitsaufgaben erforderlich ist – sowohl innerhalb
der Teams, als auch unter den Teams. Hinzu kommen die akustischen Signale der
Überwachungsmodule. Des Weiteren kommen Kontakte nach außen hinzu, die
ebenfalls nicht immer vermieden werden können.

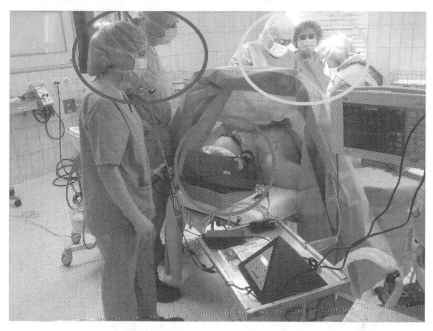

Abb. 4.8 Die drei Gruppen von Akteuren im Operationssaal mit ihren ganz unterschiedlichen akustischen (und visuellen) Interessen. Das pyramidenförmige Gerät im Vordergrund ist der Datenspeicher einer hier eingesetzten Suggestionsbrille

Nicht genug mit diesen unentbehrlichen Geräuschen; es gibt ja andererseits auch erwünschte Geräusche. Manche Beteiligte empfinden es als angenehm, wenn im Hintergrund Musik läuft (wobei die konkreten Wünsche sich oft sehr unterscheiden). Aber auch jenseits aller Geschmacksunterschiede kann es selbst hier generelle Probleme geben. Zum Beispiel überwacht der Anästhesist üblicherweise die Vitalfunktionen (u. a.) anhand von Tonhöhe und Rhythmus des Pulsoximeters, was sich zwangsläufig mit jedem Musikrhythmus „beißt". Insofern kann selbst die schönste Musik im Operationssaal die Funktion eines Stressors erfüllen.

Nun kann man vor dem Hintergrund der beschriebenen Folgen von Lärm aller Art auf das Arbeitsergebnis natürlich fordern, zunächst alle vermeidbaren Geräusche strikt zu unterbinden, nicht zuletzt auch persönliche Unterhaltungen; und in der Tat gibt es hierzu positive Untersuchungsergebnisse (Engelmann 2013). Andererseits ist zu bedenken, dass der Operationssaal als Dauerarbeitsplatz mehrerer Personen auch eine soziale Funktion erfüllt; daher stellt sich die Frage, inwieweit ein generelles Untersagen jeglicher irgendwie entbehrlicher verbaler Kommuni-

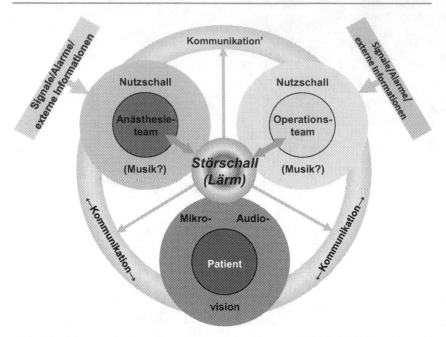

Abb. 4.9 Schematische Darstellung der akustischen Nutz- und Störeffekte im Operationssaal

kation nicht vielleicht auch negative Auswirkungen auf das Arbeitsklima und die Mitarbeiterzufriedenheit haben kann.

▷ Was vom einen Beteiligten als angenehm, nützlich und vielleicht sogar unabdingbar empfunden wird, wird ggf. vom anderen Beteiligten ausschließlich als störender Lärm wahrgenommen. Insofern sind nicht nur alle Beteiligten „Opfer" des Störschalls, sondern die Behandlungsteams tragen jeweils ihrerseits ihren Teil zum Zustandekommen des Störschalls (Arbeitsgeräusche, Warnsignale, Kommunikation usw.) bei.

Die Frage ist, ob man nicht auf technischem Wege etwas dazu beitragen kann, dieses Dilemma mit den unterschiedlichen Akustikbedürfnissen aufzulösen.

Genauer gefragt: Gibt es die Möglichkeit, mit technischen Mitteln dafür zu sorgen, dass die Akustik differenziert teambezogen gelenkt wird, so dass nicht nur der allgemeine Lärmpegel sinkt, sondern jene akustischen Signale, die allein für bestimmte Anwesende von Bedeutung sind, auch nur diese erreichen, ohne andere zu stören?

Ein Ansatz dazu kann darin bestehen, den Saal mittels Schallschutzelementen in Zonen einzuteilen, die den typischen Arbeitsbereichen der jeweiligen Teams entsprechen. Geräusche sollten nicht ungefiltert die „Zonengrenzen" überwinden können. Ggf. muss Schall nicht komplett eliminiert, sondern lediglich maskiert werden. Auf jeden Fall wäre es zweckmäßig, wenn eine Schallbarriere zwischen Patient und dem übrigen Saal bestünde, wobei trotzdem eine Ansprechmöglichkeit, ggf. sogar über ein Mikrofon, gegeben sein sollte. Für den Komfort und auch die Hygiene wäre es dabei ideal, wenn der Patient seine Audio-Eindrücke, z. B. Musik, *berührungsfrei* hören könnte, ohne die Umgebungsgeräusche mitzubekommen und ohne dass umgekehrt die Umgebung gestört wird. Dies würde also die Konstruktion einer Art „Schallkokon" bedingen.

> **Zusammenfassend sind es insgesamt drei Herausforderungen, die ins Lastenheft des Akustikmanagements gehören:**
> * Lärmvermeidung (Vermeidung von unnötiger Schallerzeugung)
> * Lärmabschirmung (Vermeidung unnötiger Schallübertragung)
> * Schalldissoziation (gezielte, selektive Schallübertragung zur Zielperson, ohne Beeinträchtigung anderer)

Übrigens hat die angesprochene Thematik natürlich auch auf der Intensivstation einen hohen Stellenwert, nicht zuletzt im Zusammenhang mit dem Tag-Nacht-Rhythmus. Es ist damit zu rechnen, dass Lösungen, die für den OP entwickelt werden, auch schnell Eingang finden in die Intensivstationen.

Wirtschaftliche Aspekte und Ausblick in die Zukunft

5

Der Einsatz für die psychologischen Belange der Patienten verlangt in der Tat einen zusätzlichen Einsatz an Material und Personal. Aber: Das Echo seitens Patienten, Ärzten und Pflegepersonen sowie unabhängigen Fachleuten weist klar in die Richtung, dass das Verhältnis zwischen Aufwand und erzieltem Nutzen außerordentlich günstig gestaltet werden kann; insofern dürfte die in wissenschaftlichen Nutzwertanalysen gern herangezogene Größe der „number needed to treat (NNT)"[1] wesentlich niedriger liegen als bei sehr viel teureren Verfahren oder medikamentösen Behandlungsansätzen.

Es ist zu erwarten, dass der konsequente Einsatz von AFRO Folgewirkungen medizinischer Behandlungen verringern hilft, indem die psychologischen Begleiterscheinungen positiv beeinflusst und gleichzeitig Medikamente eingespart werden. Diese *Verbesserung der medizinischen Behandlungsqualität* ist nicht nur der ethische Impetus für das Gesamtkonzept, sondern kann sich durchaus günstig auf die *Liegedauer* (selbst bei ambulanten Patienten!) und auch auf die weitere medizinische „Karriere" eines Patienten auswirken. Eine unabhängige Arbeitsgruppe der Hochschule Bonn-Rhein-Sieg untersuchte Teilbereiche von AFRO (Mikroaudiovision und zugehörige Massage) und kam zu dem Ergebnis, dass – natürlich abhängig von der konkreten Konzeption – das Erreichen der Nutzenschwelle („break-even-point") selbst in rein finanzieller Hinsicht bereits nach wenigen Jahren zu erwarten ist (Kortmann et al. 2014).

---

[1] Dies ist die Zahl der Patienten, die man mit einer bestimmten Methode behandeln muss, um mindestens einem von ihnen einen Nutzen zuzuführen.

© Springer-Verlag Berlin Heidelberg 2015
H. Sauer, *Der angstfreie Operationssaal*, essentials,
DOI 10.1007/978-3-662-45184-7_5

Dem Vernehmen nach hat sich auf Intensivstationen mancherorts sogar ein zusätzlicher Personaleinsatz ausschließlich zur Beschäftigung der Patienten schnell amortisiert, indem die Patientenverweildauer dort gesenkt werden konnte. Die Frage ist auch hier, ob nicht technische Lösungen wie die hier vorgeschlagenen als relativ kostengünstige Ergänzung und teils sogar als Alternative in Frage kommen können. Die genauen Kosten- bzw. Ersparnisverhältnisse zu analysieren, wird Gegenstand künftiger wissenschaftlicher Arbeit sein.

Ein Delir als (früher als unvermeidbar angesehene) Extremfolge von Narkosen, aber auch anderem Krankenhausstress oder Beruhigungsmitteln kostet das Gesundheitssystem große Summen, und es steht außer Zweifel, dass Analgosedativa trotz aller sonstigen Vorteile hierzu beitragen können (Sanders et al. 2011); für den einzelnen stationären Aufenthalt gibt eine deutsche Untersuchung zusätzliche Kosten von 947,55 € pro Delirpatient an, wobei der größte Anteil auf den vermehrten Personaleinsatz entfällt (Lorenzl et al. 2012). Hierbei ist zu bedenken, dass sich dies nur auf das voll ausgeprägte Krankheitsbild bezieht. Aber auch die leichteren Formen wie das postoperative kognitive Defizit wirken sich selbstverständlich auf

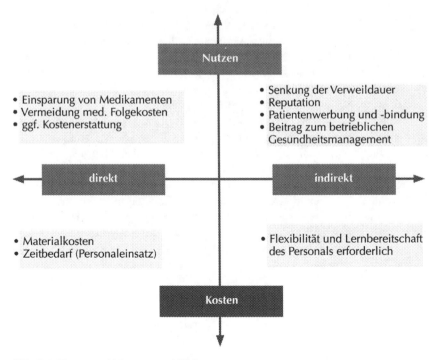

Abb. 5.1 Kosten und Nutzen von AFRO

der Kostenseite aus. Genaue Zahlen gibt es nicht – aufgrund der hohen Dunkel-
ziffer, insbesondere bei jüngeren Leuten.

Daher – auch wenn Kostenrechnungen aufgrund (noch) fehlender Daten nur
überschlägig angestellt werden können, so liegt es doch nahe, dass Investitionen
in NPTM nicht nur einen Beitrag zu mehr Menschlichkeit darstellen, sondern sich
auf die Dauer auch wirtschaftlich rechnen.

In der Summe erscheint somit die Prognose zulässig, dass sich innerhalb eines
überschaubaren Zeitraums die verstärkte Berücksichtigung der psychologischen
Belange sowohl der Patienten als auch der Mitarbeiter als obligater Bestandteil der
medizinischen Prozesse etablieren wird und sich dies auch wirtschaftlich auszahlt;
dies wird nicht zuletzt durch die zunehmende Aufmerksamkeit sowohl der wissenschaftlichen Forschung als auch der Medien zu dieser Thematik eindrucksvoll
belegt (Abb. 5.1).

Was Sie aus diesem Essential mitnehmen können

- Angst und Stress sind regelmäßige Begleiter medizinischer Eingriffe und können deren Erfolge potentiell gefährden.
- Beruhigende, stressmindernde Medikamente haben ein eigenes Risikopotential und sollten daher durch ein Repertoire stressmindernder Maßnahmen ergänzt werden.
- Durch angemessene adaptive Maßnahmen ist es auch in der unmittelbaren Operationssituation praktikabel und zweckmäßig, Patienten mit technisch-physikalischen Mitteln positiv besetzte Sinnesreize zuzuführen und auf diese Weise Angst und Stress aktiv entgegenzuwirken.
- Technische Mittel zur Angst- und Stressminderung können auch zum betrieblichen Gesundheitsmanagement und insgesamt zum wirtschaftlichen Erfolg einer medizinischen Einrichtung beitragen.
- Zur Vervollkommnung einer nichtmedikamentösen psychotropen Therapie sind weitere Anstrengungen zur Entwicklung und evaluierenden Forschung nötig.

© Springer-Verlag Berlin Heidelberg 2015
H. Sauer, *Der angstfreie Operationssaal*, essentials,
DOI 10.1007/978-3-662-45184-7

Anhang

Internetverweise mit Bezug auf AFRO (Auswahl; alle abgerufen am 20.8.2014):

Hinweis (Disclaimer): Da der Autor keinen Einfluss auf die Gestaltung der Internetseiten nehmen kann, distanziert er sich vorsorglich von sämtlichen dort enthaltenen oder verlinkten Inhalten.

http://www.swr.de/swr2/wissen/angstfreier-operationssal/-/id=661224/nid=661224/did=12076104/1vyhgat/index.html

http://www.medeconruhr.de/index.php?article_id=2271

http://www.derwesten.de/staedte/luenen/avatar-auf-der-videobrille-lenkt-patienten-im-op-ab-id8365772.html

http://www.ruhrnachrichten.de/staedte/luenen/Klinik-am-Park-Rennrunden-auf-dem-Nuerburgring-waehrend-der-OP;art928,2105193

© Springer-Verlag Berlin Heidelberg 2015
H. Sauer, *Der angstfreie Operationssaal,* essentials,
DOI 10.1007/978-3-662-45184-7

Literatur

Alcover L, Badenes R, Montero MJ, Soro M, Belda FJ (2013) Postoperative delirium and congnitive dysfunction. Trends Anaesth Crit Care 3(4):199–204

Arai YC, Sakakibara S, Ito A, Ohshima K, Sakakibara T, Nishi T, Hibino S, Niwa S, Kuniyoshi K (2008) Intra-operative natural sound decreases salivary amylase activity of patients undergoing inguinal hernia repair under epidural anesthesia. Acta Anaesth Scand 52(7):987–990. doi:10.1111/j.1399-6576.2008.01649

Ayoub CM, Rizk LB, Yaacoub CI, Gaal D, Kain ZN (2005) Music and ambient operating room noise in patients undergoing spinal anesthesia. Anesth Analg 100(5):1316–1319, table of contents. doi:10.1213/01.ANE.0000153014.46893

Bailey L (2010) Strategies for decreasing patient anxiety in the perioperative setting. AORN J 92(4):445–460

Barach P (2013) Why alarm fatigue is a pivotal issue that affects the acoustical design of healthcare facilities. J Acoust Soc Am 134(5):4041. doi:10.1121/1.4830748

Boucsein W, Thom E (2013) Elektrodermale Aktivität. Springer, Berlin

Bryson GL, Wyand A (2006) Evidence-based clinical update: general anesthesia and the risk of delirium and postoperative cognitive dysfunction. Can J Anaesth 53(7):669–677

Engelmann C, Neis JP, Kirschbaum C, Grote G, Ure BM (2013) A noise-reduction program in a pediatric operation theatre is associated with surgeon's benefits and a reduced rate of complications: a prospective controlled clinical trial. Ann Surg 259:1025–1033

Fechner GT (1889) Elemente der Psychophysik, 2. Aufl. Breitkopf und Härtel, Leipzig

Günther AC, Bottai M, Schandl AR, Storm H, Rossi P, Sackey PV (2013) Palmar skin conductance variability and the relation to stimulation, pain and the motor activity assessment scale in intensive care unit patients. Crit Care 17:R51. doi:10.1186/cc12571

Haugen AS, Eide GE, Olsen MV, Haukeland B, Remme AR, Wahl AK (2009) Anxiety in the operating theatre: a study of frequency and environmental impact in patients having local, plexus or regional anaesthesia. J Clin Nurs 18(16):2301–2310. doi:10.1111/j.1365-2702.2009.02792

Het S (2009) Die Cortisolreaktion auf akuten psychischen Stress – situative Auslöser und kognitiv-emotionale Effekte. Dissertation, Ruhr-Universität Bochum

© Springer-Verlag Berlin Heidelberg 2015
H. Sauer, *Der angstfreie Operationssaal*, essentials,
DOI 10.1007/978-3-662-45184-7

Hoffman HG, Patterson DR, Carrougher GJ (2000) Use of virtual reality for adjunctive treatment of adult burn pain during physical therapy: a controlled study. Clin J Pain 16(3):244–250

Hördemann J (2014) Kein Händedruck für Patienten. http://www.wz-newsline.de/home/panorama/kein-haendedruck-fuer-patienten-1.1631201. Zugegriffen: 31. Juli 2014

Hüther G (2012) Die Biologie der Angst, 12. Aufl. Vandenhoeck & Ruprecht, Göttingen

Jlala H, Bedforth NM, Hardman JG (2010) Anesthesiologists, perception of patients' anxiety under regional anesthesia. Local Reg Anesth 3:65–71

Kortmann AD, Borgardt O, Dechent ML, Keller J (2014) Kosten-Nutzen-Analyse für das Projekt Angstfreier OP. Seminararbeit, Hochschule Bonn-Rhein-Sieg

Leetz C (2013) Das Können der Piloten leidet unter der Technik im Cockpit. waz.derwesten. de/dw/reise/das-koennen-der-piloten-leidet-unter-der-technik-im-cockpit-id86689762. html. Zugegriffen: 13. Juni 2014

Lorenzl S, Füsgen I, Noachtar S (2012) Acute confusional states in the elderly – diagnosis and treatment. Dtsch Arztebl Int 109(21):391–400

Mason SE, Noel-Storr A, Ritchie CW (2010) The impact of general and regional anesthesia on the incidence of post-operative cognitive dysfunction and post-operative delirium: a systematic review with meta-analysis. JAD 01 22 (Suppl 3):67–79

Masoudifar M, Abrishamkar S, Rouhani F, Fard SA, Noorian A (2013) Analyzing the effects of intra-operation video-clip display on hemodynamic and satisfaction of patients during lumbar discectomy under spinal anesthesia. Saudi J Anaesth 7:415–419

Memtsoudis SG, Sun X, Stundner O, Liu SS, Banerjee S, Mazumdar M, Sharrock NE (2013) Perioperative comparative effectiveness of anesthetic technique in orthopedic patients. Anesthesiology 118(5):1046–1058

Müller S, Schnaack S, Werner C, Kuhlmann H, Bardeleben A, Hesse S (2012) Geräte und Vibration unterstützen die strukturierte Rehabilitation auf der neurologischen Intensivstation. Vortrag auf der 29. Jahrestagung der Deutschen Gesellschaft für Neurointensiv- und Notfallmedizin, Berlin. http://registration.akm.ch/einsicht.php?XNABSTRACT_ID=139923&XNSPRACHE_ID=1&XNKONGRESS_ID=157&XNMASKEN_ID=900. Zugegriffen: 20. Juli 2014

Nater UM, Rohleder N, Gaab J, Berger S, Jud A, Kirschbaum C, Ehlert U (2003) Alpha-Amylase in saliva as a useful indicator of autonomic stress reaction. Psychosom Med 65(1):28

Neuman MD, Silber JH, Elkassabany NM, Ludwig JM, Fleisher LA (2012) Comparative effectiveness of regional versus general anesthesia for hip fracture surgery in adults. Anesthesiology 117(1):72–92

Prescott J, Wilkie J (2007) Pain tolerance selectively increased by a sweet-smelling odor. Psychol Sci 18(4):308–311

Russ TC, Stamatakis E, Hamer M, Starr JM, Kivimäki M, Batty GD (2012) Association between psychological distress and mortality: individual participant pooled analysis of 10 prospective cohort studies. BMJ 345:e4933

Sanders RD, Maze M (2011) Contribution of sedative-hypnotic agents to delirium via modulation of the sleep pathway. Can J Anaesth 58:149–156

Sauer H, Wulff H, Klassen A, Esau J, Weda H, Vogt J (2013) Angst, Stress und Schmerzempfindung vor, während und nach Operationen. Posterpräsentation und -vortrag auf dem Deutschen Anästhesiecongress in Nürnberg

Sieber FE, Zakriya KJ, Gottschalk A, Blute MR, Lee HB, Rosenberg PB, Mears SC (2010) Sedation depth during spinal anesthesia and the development of postoperative delirium in elderly patients undergoing hip fracture repair. Mayo Clin Proc 85(1):18–26

Spielberger CD, Gorsuch RL, Lushene RE (1970) State-trait anxiety inventory, manual for the state-trait anxiety inventory. Consulting Psychologists Press, Palo Alto

Starkweather AR, Witek-Janusek L, Nockels RP, Peterson J, Mathews HL (2006) Immune function, pain, and psychological stress in patients undergoing spinal surgery. Spine 31(18):E641–E647

Storm H (2008) Changes in skin conductance as a tool to monitor nociceptive stimulation and pain. Curr Opin Anaesthesiol 21(6):796–804. doi:10.1097/ACO.0b013e3283183fe4

Vasilevskis EE, Han JH, Hughes CG, Ely EW (2012) Epidemiology and risk factors for delirium across hospital settings. Best Pract Res Clin Anaesthesiol 26(3):277–287

Wabner D, Beier C, Demleitner M, Struck D (2011) Aromatherapie, 2. Aufl. Urban & Fischer Verlag/Elsevier GmbH, München

Weixler D, Paulitsch K (2003) Praxis der Sedierung. Facultas, Wien

Younger J, Aron A, Parke S, Chatterjee N, Mackey S (2010) Viewing pictures of a romantic partner reduces experimental pain: involvement of neural reward systems. PloS One 5:e13309

Zhang H, Lu Y, Liu M, Zou Z, Wang L, Xu FY, Shi XY (2013) Strategies for prevention of postoperative delirium: a systematic review and meta-analysis of randomized trials. Crit Care 17:R47